DÉMONSTRATION CLINIQUE

DE L'ACTION

DES

DOSES INFINITÉSIMALES

PAR LE DOCTEUR **ESCALLIER**

Ancien interne et Lauréat des hôpitaux, Lauréat de l'École pratique (1er prix)
Ancien médecin du bureau de bienfaisance
et Secrétaire de la Société médicale du 7e arrondissement
Membre de la Société gallicane de Médecine homœopathique

(Extrait du Journal *l'Art médical*)

PARIS

CHEZ J.-B. BAILLIÈRE, LIBRAIRE DE L'ACADÉMIE DE MÉDECINE
RUE HAUTEFEUILLE, 19
Et au bureau du Journal *l'Art Médical*
CHEZ J. CHARAVAY, LIBRAIRE-ÉDITEUR
53, RUE DE SEINE-SAINT-GERMAIN

1855

DU MÊME AUTEUR :

POURQUOI JE FAIS DE L'HOMŒOPATHIE. — Deuxième édition. Paris, 1855.

LA MÉTHODE HOMŒOPATHIQUE ET LA MÉDICATION ORDINAIRE COMPARÉES DANS LE TRAITEMENT DES FIÈVRES INTERMITTENTES. — Paris, 1852. (Première édition épuisée, la deuxième édition prochainement.)

TRAITEMENT COMPARÉ DU RHUMATISME ARTICULAIRE AIGU : INCERTITUDE ET DANGERS DES MÉDICATIONS OFFICIELLES, CERTITUDE ET SÉCURITÉ DANS LA MÉTHODE HOMŒOPATHIQUE. — Paris, 1855.

Paris — Typographie de Gaittet et Cie, rue Gît-le-Cœur, 7.

Des faits, montrez-nous des faits, c'est la demande qu'adressent les médecins à ceux de leurs confrères qui ont adopté la médication homœopathique. Un grand nombre d'observations publiées par les disciples de Hahnemann ont déjà répondu à cette demande et les médecins ne les lisent pas ; ce petit travail sera-t-il plus heureux ?

DÉMONSTRATION CLINIQUE

DE

L'ACTION DES DOSES INFINITÉSIMALES.

« Le vrai peut quelquefois n'être pas vraisemblable. »

S'il est un fait en médecine auquel puisse s'appliquer cette sentence du poëte, c'est à l'action des doses médicamenteuses infinitésimales, dites *homœopathiques*, recommandées par Hahnemann, et adoptées par un grand nombre de médecins, ses disciples.

Quoi de moins vraisemblable, en effet, que d'attribuer une propriété quelconque, celle surtout de modifier l'organisme humain, à des quantités de médicaments infinitésimales, c'est-à-dire, tellement atténuées que l'esprit seul peut les concevoir?

Que sera-ce si l'on ajoute que certaines substances à peu près inertes, comme l'argile, le charbon, le soufre, etc., acquièrent, si on les soumet à des atténuations successives, des propriétés curatives très-remarquables?

Quoi de plus invraisemblable, je le répète? et pourtant rien n'est mieux démontré, rien n'est plus vrai.

Toutes les objections, tirées de cette invraisemblance, nous tous, avant d'adopter la réforme thérapeutique de Hahnemann, nous nous les sommes adressées; tout le ridicule qui paraît de prime-abord s'attacher à de pareilles assertions, nous l'avons ressenti; devant des objections si naturelles, en présence de ce ridicule flagrant, nous avons tous hésité, reculé, nous avons même longtemps, nous l'avouons sans crainte, mêlé nos voix au concert de sarcasmes et d'ironies qu'a toujours soulevé cette partie de la nouvelle doctrine. C'est dire que nous comprenons parfaitement l'hésitation, l'incrédulité des médecins, de ceux que distingue le plus l'amour de la science et de l'humanité, de quelques-uns même qui ne répugnent pas à croire à la vérité de la loi des semblables, que d'illustres exemples aussi bien que de consciencieuses études ont ébranlés, et qui se sentent entraînés dans de nouvelles voies médicales.

Comment donc sont tombées ces objections si puissantes au premier abord, comment s'est évanouie notre hésitation, comment enfin la vérité nous est-elle apparue derrière ce voile d'invraisemblance qui couvre les doses dites *homœopathiques?*

C'est par le *criterium* en usage dans toute science naturelle expérimentale, par le critérium qui seul nous sert à juger les faits qui tombent sous les sens, c'est-à-dire par l'*observation*. « L'action des doses infinitésimales, dit M. Andrieu (d'Agen), est un fait expérimental : ce fait remplit des volumes. Peu m'importe qu'il dépasse les conceptions des plus fortes intelligences; ceux qui le constatent tous les jours ne l'expliquent pas mieux que leurs adversaires qui le nient. Ils courbent la tête sous le poids de l'évidence; les faits sur lesquels ils s'appuient ne relèvent que d'eux-mêmes....... Ceux qui affirment et ceux qui nient ces faits ne pourront jamais s'entendre que sur le terrain neutre de l'observation[1]. » On a rassemblé dans les divers ouvrages consacrés à la méthode homœopathique une série fort longue de preuves analogiques, métaphysiques et autres, pour arriver à faire comprendre l'action des doses infinitésimales; mais tous ces arguments, y compris celui même qui est tiré de la préparation spéciale des médicaments hahnemanniens, de leur trituration prolongée, de la division parfaite des molécules qui en résulte, tous ces arguments, dis-je, ne servent qu'à préparer la conviction ou à la confirmer : le seul moyen de démonstration, je le répète

1. *Revue médicale homœopathique*, publiée à Avignon, t. II, p. 456.

avec M. Andrieu, c'est le critérium des faits de pure expérience, l'observation. C'est l'observation, entourée de toutes les garanties d'exactitude désirables et suffisamment répétée, qui a substitué pour nous, qui substituera, pour tous ceux qui viendront l'interroger dans les mêmes conditions, la vérité à l'invraisemblance dans cette question de la posologie infinitésimale, l'une des plus importantes et vraiment essentielles de la réforme thérapeutique.

Dans le but de répondre à cette nécessité de l'observation pour nos confrères et de les préparer à l'expérience directe, j'ai voulu, suivant l'exemple donné dans ce journal par un de mes amis et collaborateurs [1], réunir dans ce travail un certain nombre de faits qui m'ont paru démontrer nettement l'action sur l'organisme malade des doses dites *homœopathiques* ; on verra que cette action se révèle par des modifications sensibles, et qu'elle conduit promptement, sans secousse ni danger, à la guérison.

Ces faits peuvent se ranger en deux catégories : dans la première sont ceux qui m'ont paru le plus susceptibles d'opérer la démonstration que je me propose : ils offrent des exemples de guérison par des doses infinitésimales de médicaments qui eussent été, dans les mêmes circonstances, employés à doses pondérables par nos confrères : je veux parler du *quinquina*, de l'*arnica*, de l'*ipécacuanha*, de la *noix vomique*, de l'*iode*, des *cantharides*, du *mercure*, de l'*arsenic*, du *seigle ergoté*, de l'*émétique*, du *charbon végétal*, du *nitre*, de la *sabine*, de l'*acide nitrique*, etc.

Dans une seconde catégorie je pourrais offrir des cas nombreux de guérison par des substances dont l'emploi est à peu près inconnu des médecins, ou du moins leur est peu familier, comme le *soufre*, la *silice*, le *rhus toxicodendron*, la *sepia*, la *spigelie*, l'*ellébore blanc* et le *noir*, le *thuya occidentalis*,

(1) *Des effets sensibles des doses infinitésimales*, par le docteur Gabalda; *Art Médical*, t. I, p. 128.

la *bryone*, la *coque du Levant*, le *venin du lachesis*, la *baryte*, la *pulsatille*, le *phosphore*, le *platine*, etc. Je ne citerai dans cet ordre de faits qu'un petit nombre d'exemples, parce qu'ils me paraissent offrir une démonstration moins rigoureuse que les premiers, dans lesquels on peut comparer parfaitement l'action des doses infinitésimales et des doses massives du même médicament, les uns et les autres étant usités dans les mêmes circonstances.

I.

— *Accès de toux spasmodique liée à la présence de vers intestinaux : guérison de la toux et expulsion des vers par le semen contra à dose infinitésimale.* Mlle R...., âgée de cinq ans, passage Choiseul, d'une constitution lymphatique, mais jouissant habituellement d'une bonne santé, a eu la rougeole il y a vingt jours; l'éruption a été très-forte, accompagnée d'une fièvre intense et de quintes de toux d'une violence extrême. Cette toux a survécu à la maladie elle-même sans perdre de son intensité depuis quinze jours; sèche et assez continue pendant toute la journée, elle redouble dans certains moments sous forme de quintes, accompagnées de suffocation et analogues à celles de la coqueluche, mais non suivies d'inspiration sifflante ni de vomissements glaireux comme dans cette dernière affection; deux fois seulement, en toussant, elle a vomi les aliments un peu solides qu'elle avait pris, mais les liquides et les potages sont conservés. Ces quintes se montrent de préférence le matin après le réveil, ou dans la soirée. — La percussion de la poitrine donne une sonorité parfaite, et l'auscultation ne révèle aucune anomalie dans les bruits de la respiration.

Une fièvre modérée, mais continue, avec chaleur sèche, affaiblit la petite malade; l'appétit est nul, la soif assez marquée; elle dort assez bien la nuit et souvent tousse pendant son sommeil.

Le médecin, qui a donné à cette enfant des soins d'autant plus empressés et affectueux qu'il est ami de la maison, a épuisé la série des sirops béchiques, des pectoraux, des potions et pilules calmantes ou anti-spasmodiques, il a même appliqué un large vésicatoire sur la poitrine et est sur le point de recourir à un cautère lorsqu'on lui propose de me faire appeler en consultation; il accepte avec une sorte de défi adressé à l'homœopathie.

Lorsque j'eus procédé à l'examen de la petite malade en présence de mon confrère, ne reconnaissant pas dans cette forme de toux spasmodique les caractères précis de la coqueluche, ne trouvant pas non plus, dans l'état de la poitrine, de lésion grave qui pût me donner l'explication de la violence et de la ténacité des symptômes, je me demandai si la présence de vers intestinaux ne pouvait pas être la véritable cause de cette affection. A une question que je fis en ce sens, mon confrère répondit que l'enfant avait, en effet, quinze jours auparavant, rendu deux ascarides lombricoïdes vivants, qu'il lui avait alors administré du calomel à deux reprises, qu'un autre ascaride avait été expulsé mort à la suite de la première dose, que la seconde prise n'avait été suivie d'aucun effet, et que, dès lors, il lui était démontré que la présence d'autres vers ne pouvait rendre compte de la toux qui tourmentait sa malade. Malgré cette affirmation, je crus devoir prescrire le *semen contra* ou *cina*, d'autant mieux que ce médicament me parut le plus homœopathique à l'ensemble des symptômes que j'avais à combattre. Ma prescription fut *cina*, 12e dilut., 3 glob. dans 60 gr. d'eau, à prendre par cuillerées à café toutes les trois heures (14 mars 1851, 6 heures du soir).

Le 16, à 4 heures après midi, on me rapporte que la petite malade a été beaucoup mieux, toute la journée et la nuit, mais que ce matin, après sa cuillerée de potion, elle a été prise d'une quinte très-forte, et que depuis lors la toux sèche ordinaire a été continuelle. Je prescris de donner seulement une cuillerée à café de potion dans le cas où une nouvelle quinte se manifesterait.

Le soir, accès de toux très-forte; le lendemain 17, je suspends toute médication. — Le 19, aucun accès ne s'est montré; depuis plus de deux jours, la toux est beaucoup moins fréquente et moins sèche; cette nuit l'enfant a parfaitement dormi sans tousser; elle a mangé hier et ce matin des aliments solides qu'elle a bien conservés. Je fais reprendre le même médicament par cuillerées à café matin et soir.

Le 20, j'apprends que la petite malade a rendu deux lombrics la veille au soir; sa peau est fraîche, son teint devient rosé, son appétit est bon, elle tousse à peine et cette toux est facile. Je fais continuer encore le médicament pendant quelques jours, au bout desquels il n'y avait plus trace de toux ni d'autres symptômes.

J'ai cité cette observation comme également remarquable au triple point de vue du diagnostic, du choix du médicament et de son action si rapide et efficace, malgré l'exiguité de la dose, quelques globules de la douzième dilution : ajoutons qu'elle a eu pour témoin le confrère qui avait traité l'enfant depuis un mois, et qui avait inutilement usé des divers moyens, dont une pratique consciencieuse et l'affection qu'il portait à la malade lui avaient suggéré l'emploi.

— *Ascarides lombricoïdes expulsés avec le semen contra dilué.* Au dispensaire où j'assistais mon confrère et ami le docteur Milcent, on amena le jeune Arthur J..., âgé de cinq ans et demi, revenu de la campagne depuis six mois avec une santé fort délabrée. Cet enfant n'a jamais rendu de vers. Blond, pâle, très-maigre, il offre tous les attributs du tempérament lymphatique le plus prononcé; il a les yeux cernés avec pupilles très-dilatées, il éprouve depuis quinze jours une diarrhée blanc jaunâtre qui le mène jusqu'à vingt fois par jour avec coliques d'autant plus fortes que les selles sont moins fréquentes; son appétit est fort capricieux; il se frotte continuellement le nez; il éprouve des palpitations de cœur à la moindre impression et quand il marche un peu vite; il pleure à la moindre parole de reproche. Le 2 mars 1852, M. Milcent prescrit quatre globules *cina*, douzième dilution, dans 125 grammes d'eau, une cuillerée à bouche par jour. Le 9, on nous dit que l'enfant a rendu quatre vers lombricoïdes de $0^{m},30$ de longueur environ dès la troisième cuillerée de *cina*, et en même temps la diarrhée a diminué; depuis deux jours qu'il n'a pas rendu de vers, retour de la diarrhée et des coliques; il se frotte beaucoup moins le nez. (*Cina*, cinquième dilution, une goutte dans 125 grammes d'eau, une cuillerée par jour.) 16 mars, cinq vers sont sortis à la suite de la première cuillerée et la diarrhée a fait place à la constipation. Depuis deux jours, selles molles et un peu lientériques, surtout la nuit, avec coliques, étouffements fréquents (*arsen. alb.* 2/2000e).

23 mars. Deux vers encore ont été rendus dans la semaine; il n'y a plus d'étouffements; les selles sont liées seulement depuis hier; l'enfant est bien plus vif, son appétit est plus régulier. (Pas de médicament).

30 mars. Le mieux général a continué; les selles sont liées et brunes, un peu diarrhéiques et écumeuses; à la moindre contrariété, diarrhée la nuit avec de fréquents gargouillements. L'enfant n'a pas rendu de vers cette semaine, il souffrait souvent de l'épigastre (*ars. alb.* 2/0000e.)

6 avril. L'enfant va très-bien; les selles sont presque normales. (Pas de médicament).—Le 13, la santé se maintient bonne; par précaution: *cina*, 5e dil., 1 goutte.

Le 20, l'enfant n'a pas rendu de vers et va de mieux en mieux.

Le traitement général a été continué par M. Milcent; mais la démonstration de ce fait important, l'action du semen contra, à doses hahnemanniennes, me paraît, comme elle a paru à mon confrère, péremptoirement établie.

Névralgies faciales intermittentes; guérison par le sulfate de quinine ou par le quinquina, à doses infinitésimales.

Je vais maintenant rapporter trois cas de névralgie périodique de la face, guéries d'une manière prompte et radicale par le quinquina ou le sulfate de quinine à dose infinitésimale. J'en ai observé plusieurs autres analogues, mais ceux-ci suffiront amplement pour la démonstration de ma thèse.

I. — M. Y..., âgé de trente-huit ans, employé de bureau, éprouve tous les ans, au printemps, depuis l'âge de dix-huit ans, des accès de névralgie faciale; ces accès se montrent le plus souvent du côté gauche, quelquefois à droite, et parfois des deux côtés: leur durée est d'environ deux mois; elle augmente chaque année. Voici quinze jours qu'ils ont reparu, et se montrent chaque matin de sept heures à midi pour durer sept à huit heures. Les douleurs sont lancinantes, elles occupent surtout le pourtour de l'œil gauche, dans lequel elles excitent un larmoiement considérable, elles diminuent par la compression de la partie souffrante. La santé générale est bonne. Voici plusieurs années que les accès sont arrêtés par le sulfate de quinine. Le 10 février 1852, je prescris *sulfate de quinine*, 1re tritur., 50 centigr. dans 125 grammes d'eau, trois cuillerées par jour.

Le 11, douleurs plus violentes, mais pendant quatre heures seulement; le 12, douleurs aussi pendant quatre heures, mais plus faibles. Aujourd'hui 13, l'accès a manqué, la tête a seulement été un peu lourde (*sulfate de quinine*, 1re tritur., 60 centigr. dans 125 grammes d'eau, deux cuillerées par jour).

Quatre jours après, le 17, le malade m'annonce que rien n'est revenu. J'apprends au bout de plusieurs semaines que la guérison s'est maintenue.

II. — M. A..., âgé de trente-huit ans, est affecté de névralgie intermittente depuis quatre jours; l'accès commence à sept heures du matin: il a duré ces trois derniers jours jusqu'à dix heures et aujourd'hui jusqu'à onze heures de la matinée. La douleur occupe le côte gauche de la tête qui se trouve serrée comme par un cercle; de plus, le malade y éprouve comme des coups de marteau, avec sensation de ballottement intérieur d'un corps pesant comme du plomb. En dehors des accès, le malade accuse seulement les symptômes d'un léger coryza qui les a précédés.

Le 9 mai 1852, je prescris *china*, 6e dil., 4 glob., dans 125 gr. d'eau, à prendre le tiers de suite, le second tiers demain matin et le reste à midi. Le lendemain la crise vient, mais à peine sensible; aujourd'hui, 11 mai, le malade éprouve seulement à la même heure une sorte d'étonnement sans douleur. (*China*, 4 glob., 12e dil., une cuillerée matin et soir). Tout fut fini.

III. — M. R..., négociant, vient m'annoncer que depuis trois jours il est pris tous les matins, à huit heures, d'une douleur lancinante dans l'arcade sourcilière droite, jusqu'à trois heures de l'après-midi; en même temps que la douleur disparaît il ressent dans l'intérieur du crâne une sorte de ballottement, comme s'il y avait de l'eau. Il y a dix ans, M. R... a eu plusieurs accès de fièvre intermittente qui ont été coupés avec le sulfate de quinine. Je prescris, le 9 avril 1852, *china*, 5e dil., 1 goutte dans 125 gr. d'eau, à prendre par cuillerées à bouche en deux jours. Le lendemain la douleur se montre, mais beaucoup moins vive; le 11, elle ne vient pas, et depuis lors elle ne s'est pas renouvelée[1].

— *Fièvre quarte, chez deux enfants, coupée avec l'arsenic à dose infinitésimale.* Deux jeunes filles, âgées, l'une de huit, l'autre de cinq ans, habitant Villequiers (Cher), sont atteintes depuis trois mois de fièvre quarte; une véritable épidémie de fièvre intermittente règne depuis l'automne dans ce village, et presque tous les enfants en sont atteints. C'est en vain que le sulfate de quinine leur a été prodigué.

Chez l'aînée, m'écrit-on, la fièvre débute vers midi par une soif ardente avec mal à l'estomac et à la tête, surtout à la région frontale; bientôt se déclare un frisson qui dure une demi-heure et s'accompagne de tiraillements dans les membres, puis de douleurs dans tout le corps. Une chaleur ardente, avec soif très-vive, succède au frisson; vers quatre heures, sueur très-légère, puis retour de la chaleur jusqu'à sept heures du soir; après la fièvre, nuit mauvaise avec douleurs de tête et d'estomac. La soif existe depuis les prodromes et pendant le frisson jusqu'à la fin de l'accès. La veille et le matin du jour de l'accès, diarrhée avec urines très-chargées. Dans l'intervalle, très-peu d'appétit; l'enfant ne mange que de la soupe; amaigrissement considérable avec teinte jaune blâfarde de la peau.

Chez la plus jeune les symptômes de l'accès sont analogues, mais sa durée est moins longue; de plus, elle dort presque tout le temps, s'éveille avec une légère moiteur, et tout est fini. Dans l'intervalle, fort appétit, gaieté, teint pâle, mais moins blafard que celui de sa sœur.

Le 3 décembre 1853, j'envoie : 1° pour l'aînée, *arsenicum album*, 10e dil., deux gouttes dans du sucre de lait; faire dissoudre chaque dose dans six cuillerées d'eau, dont elle prendra deux cuillerées à la fin de l'accès, puis une matin et soir; 2° pour la plus jeune, *arsenicum album*, 30e dil., 2 gouttes à prendre comme sa sœur.

Le 16, on m'écrit que l'accès qui a suivi la première prise a été très-faible chez l'aînée et à peu près nul chez la cadette; le deuxième accès a été également à peu près nul chez celle-ci qui ne s'est même pas couchée, mais il a été assez violent pour l'aînée : commencé à deux heures au lieu de midi, il a duré jusqu'au matin avec les trois stades mélangés, mais moins de douleurs d'estomac. (*Arsenicum album*, 30e dil., deux gouttes en deux doses pour l'aînée, une seule en deux

(1) Ces deux dernières observations ont déjà été rapportées dans mon travail intitulé : *La Méthode homœopathique et la médication ordinaire comparées dans le traitement des fièvres intermittentes*, p. 14.

doses pour la cadette, à prendre à la fin de l'accès et la veille au soir du jour où il doit venir). — Le 20, deux accès très-faibles, presque sans frisson et sans douleur chez l'aînée: la plus jeune n'a éprouvé qu'un léger malaise (même prescription). — Le 15 janvier : la petite n'a plus eu d'accès; celui de l'aînée revient faible, mais comme il y a quinze jours (*china*, 5e dil., trois gouttes à prendre comme les doses précédentes). Ce médicament laisse la maladie au même degré et paraît ramener les douleurs d'estomac que l'arsenic avait dissipées. Tous les trois jours, de neuf heures du matin à une heure de l'après-midi, léger frisson suivi de chaleur modérée, puis sueur à la face et aux mains; l'appétit est revenu, le teint est bien meilleur et les forces renaissent (*arsenicum album*, 24e dil., 10 globules, à prendre un tous les trois jours). Dès ce moment les accès ne viennent que deux fois, à peine sensibles, et disparaissent après le 4e globule d'une manière complète.

En mars, j'apprends que la santé des deux enfants est florissante et meilleure même qu'elle n'était avant l'invasion de la fièvre.

Tout médecin versé dans l'étude de la thérapeutique expérimentale, à la lecture des symptômes de cette fièvre chez les deux enfants, aurait reconnu immédiatement la cause de l'insuccès du sulfate de quinine pour sa curation; le principe homœopathique lui eût en même temps indiqué l'arsenic comme spécifique dans ces deux cas analogues entre eux, et l'événement a prouvé que la loi des indications positives, la loi des semblables, avait été bien appliquée. Seulement elle l'a été au moyen de l'administration du médicament élevé à la *trentième dilution*, c'est-à-dire, à une dose *excessivement infinitésimale*, si je puis m'exprimer ainsi; et l'on peut même reconnaître par l'observation que cette dose a agi d'une manière plus prompte et plus efficace que la dixième; or, je rappellerai que la trentième représente une fraction au dénominateur de laquelle est l'unité suivie de 60 zéros. Pour répondre à ma thèse, je dois ajouter que ce cas est un de ceux où la médecine ordinaire, mue par une indication purement empirique, l'insuccès du sulfate de quinine, recommande et emploie avec bonheur l'arsenic comme *succédané* (expression malheureuse et absolument fausse) du quinquina. Seulement l'observation ci-dessus lui montre que l'arsenic en pareil cas (c'est-à-dire, s'il est *homœopathique* à la maladie), guérit au moins aussi bien, prescrit à la dose infinitésimale la plus élevée, qu'il guérit en nature.

Le sel marin, le charbon végétal, le fer, le café, le cédron, et bien d'autres médicaments, ont été signalés comme ayant guéri certaines fièvres intermittentes : il suffit de parcourir les ouvrages de clinique homœopathique pour trouver des guérisons semblables obtenues avec les mêmes médicaments à dose infiniment petite ; mais je ferai observer que le médicament employé avait été reconnu par l'expérimentation physiologique susceptible de produire des phénomènes *semblables* à ceux de la fièvre guérie par lui.

— *Phlébite crurale au déclin d'une fièvre typhoïde : guérison avec le mercure.* M. P...., espagnol, âgé de 23 ans, demeurant rue Neuve-des-Mathurins, était arrivé au trentième jour d'une fièvre typhoïde grave ; les symptômes propres à cette maladie, comme diarrhée, céphalalgie, subdélirium, avaient cédé quelques jours auparavant ; mais en même temps le malade avait commencé à souffrir d'une douleur aiguë à la cuisse gauche, dont l'intensité n'a cessé de s'accroître jusqu'à ce jour : cette douleur est lancinante, elle est ressentie à la partie interne, moyenne et supérieure de la cuisse où la pression sur le trajet des vaisseaux fémoraux la fait éclater, en même temps qu'elle permet de reconnaître un gonflement local, une sorte de cordon ; la douleur s'exaspère dès le commencement de la nuit et prive le malade de sommeil. A cette affection locale s'ajoute un cortége de symptômes généraux graves : pouls à 100 pulsations, petit et mou ; sueurs abondantes qui inondent la tête et la poitrine : nombreux sudamina ; inappétence, soif vive ; constipation. Inutile d'ajouter que l'amaigrissement est considérable.

Le 26 mars au soir, je prescris : *mercur. corrosiv.* quatre globules de la 12e dilution dans quatre cuillerées à bouche d'eau, à prendre par cuillerées à café toutes les trois heures. Le 27, à midi, j'apprends que le malade a un peu dormi, sa douleur éprouve un sensible amendement ; la transpiration, si abondante, s'est modérée de telle façon que tout le monde en est surpris ; le pouls est à 88 (même médicament, bouillon). — Le 28, *le malade a dormi, il ne souffre presque plus que par la pression sur le trajet des vaisseaux de la cuisse ; les sueurs sont supprimées ; pouls à 80 : appétit* (alterner *mercure corrosif*, quatre globules 12e dilution et *china* quatre globules 12e dans un demi-verre d'eau, par cuillerée à café, toutes les trois heures; deux potages clairs). — Le 29, l'amélioration continue, il existe à peine un peu de sensibilité à la pression (*china* seul toutes les quatre heures). — Le 31, état parfait; 70 pulsations (œuf; pas de médicaments). — Le 4 avril, le malade commence à se lever, mange du poulet, va régulièrement à la garde-robe et se trouve très-bien.

Je m'arrête et je demande si une action thérapeutique peut se montrer plus claire, plus franche, plus prompte dans ses effets. Au bout de cinq à six heures, la malade ayant pris à peine deux globules imbibés de la douzième dilution de *mercure corrosif*, l'inflammation veineuse avait diminué, les douleurs et les symptômes généraux qui l'accompagnaient avaient éprouvé un notable amendement; en trois jours cette inflammation datant d'une semaine, qui s'aggravait sans cesse, qui puisait son aliment, comme elle avait trouvé sa source, dans l'état maladif du sujet, cette grave inflammation avait disparu. — Le mercure à l'extérieur eût été, je n'en saurais douter, la médication de l'école, et c'est celle qui lui a donné en pareil cas les plus beaux succès; car, lors même que l'état du sujet permet l'application des sangsues, celles-ci ne procurent qu'un commencement d'amélioration et la guérison ne suit réellement que les frictions mercurielles. Mais, qui oserait prétendre que la guérison eût été plus rapide, aussi rapide même et aussi exempte d'inconvénients? Au moins, mon observation prouve-t-elle que les globules de mercure dilué ont aussi bien agi que le mercure employé à doses massives et en frictions sur les parties malades.

Pour donner une observation complète, je dois ajouter que le malade, en pleine convalescence, se levait depuis plusieurs jours, qu'il avait repris toutes les apparences de la santé, et outrepassait mes permissions que j'avais peut-être eu le tort de laisser trop larges, quand il s'aperçut, le soir en se couchant, que sa cuisse et sa jambe gauche étaient gonflées et tendues; il ne dit rien pendant trois jours, craignant qu'on ne l'empêchât de se lever; mais, l'enflure croissant, il prévint sa mère: je constatai alors un gonflement de tout le membre inférieur, comme un œdème dur, sensible au toucher, surtout à la jambe au niveau de la veine saphène interne et à la partie inférieure des vaisseaux fémoraux, c'était tout l'aspect d'une *phlegmatia alba dolens;* la circonférence de ce membre mesurait à peu près le double de celle du membre opposé; du reste, pas de cordon ni de nodosités appréciables; l'état général toujours parfait.

Le 17, je prescris *sulfur*, 30e, quatre globules dans huit cuillerées d'eau, une par jour. Ce médicament reste sans effet. De l'avis de mon confrère, M. Perry, je prescris au malade, le 30 avril, *arsenic* 12e dilution, quatre globules à prendre en une fois tous les trois jours. Le troisième jour, après la première prise, la diminution de la *phlegmatia* était appréciable; le 7 mai, les deux membres étaient parfaitement semblables l'un à l'autre, la guérison était complète.

L'action thérapeutique de l'arsenic n'est-elle pas, dans cette rechute, aussi remarquable que celle du mercure l'avait été la première fois? Du reste, aucun phénomène physiologique ne s'était montré du côté du tube digestif, pendant l'administration du remède; mais je dois noter que pendant les troisième, quatrième et cinquième nuits qui suivirent son emploi, le malade *urina la nuit au lit sans s'en apercevoir;* or, un pareil accident n'était pas arrivé à ce jeune homme depuis sa plus tendre enfance, et même ses parents ont remarqué chez lui une facilité plus qu'ordinaire à retenir ses urines et à ne les épancher que fort rarement dans la journée, jamais la nuit. On ne peut donc attribuer qu'à l'arsenic ce trouble dans l'excrétion urinaire et dans la sensibilité de la vessie; les médecins, disciples de Hahnemann, n'en seront pas surpris, car ils savent que l'*incontinence d'urine nocturne* a été notée comme un des phénomènes de l'action de l'*arsenic* pris dans l'état de santé. On lit, en effet, dans le *Traité des maladies chroniques*, d'Hahnemann (art. *arsenic*).

§ 615. Fréquentes envies d'uriner.
§ 616. Envies d'uriner toutes les minutes.
§ 617. Il est obligé, la nuit, de se relever trois ou quatre fois pour uriner.
§ 618. Émission involontaire d'urines, la nuit, en dormant.
§§ 619-20. Émission involontaire d'urine.

L'observation suivante démontre les bons effets du *calomel à dose infinitésimale,* dans un cas où l'emploi du *calomel à dose fractionnée* produit généralement d'heureux résultats : l'action de la *bryone* n'est pas moins remarquable.

— ***Rougeole compliquée; laryngite aiguë grave; pneumonie à gauche; action rapidement curative de la bryone et du mercure doux.*** Le jeune B....., âgé de sept ans, rue de l'Ancienne-Comédie, 9, d'une constitution délicate et d'un tempérament lymphatique, n'a pas été en rapport avec une personne atteinte de rougeole, mais il reçoit chaque jour les embrassements de son oncle dont la fille est traitée par moi d'une rougeole grave. Je suis appelé lorsque depuis cinq jours cet enfant se plaint de douleurs dans les membres et d'un malaise général, avec toux fréquente, mais sans coryza. Le 3 avril 1855, à 9 heures du soir, je constate une fièvre intense, pouls à 120, plein et dur, respiration accélérée, toux sèche, revenant par quintes, et qui répond dans le ventre; à l'auscultation je trouve seulement du râle des deux côtés du thorax en arrière. Je prescris *aconit*, 4 globules 12e dilution, dans 125 gr. d'eau, une cuillerée à bouche toutes les deux heures. Le lendemain matin, les symptômes sont à peu près les mêmes. On continue *aconit*. Le 5 au matin, je trouve une éruption rubéolique générale qui avait débuté à la face la veille au soir; mais la fièvre n'a pas diminué, le pouls est plein, à 128, et deux autres affections locales graves se dessinent nettement. Il existe en effet une laryngite aiguë caractérisée par une douleur de cuisson au niveau du larynx, de l'enrouement ou plutôt une extinction presque complète de la voix, une toux sèche et rauque, une respiration sifflante qui rappelle le croup et effraie les assistants. De plus je constate une pneumonie du côté gauche caractérisée par une douleur aiguë au niveau du sein correspondant, respiration très-accélérée, diminution de la sonorité et souffle très-manifeste à la partie postérieure du thorax et dans son tiers supérieur; expectoration nulle (*bryonia*, 4 globules 12e dilution dans 125 gr. d'eau; une cuillerée toutes les deux heures). Le soir on me raconte que, un quart-d'heure après la première cuillerée de *bryonia*, l'enfant a été pris d'un accès de suffocation tel qu'on crut qu'il allait mourir; il me paraît y avoir un léger amendement de tous les symptômes : le pouls est à 120, la chaleur moins brûlante, la toux moins rauque, mais le sifflement laryngé est très-prononcé; je constate un pointillé rouge dans le pharynx, mais la déglutition est facile (*calomel*, 4e dilution, 1 goutte dans 125 gr. d'eau, à alterner avec *bryonia*, une cuillerée toutes les deux heures). Le 6, la nuit a été assez bonne; tous les symptômes ont diminué d'intensité, le souffle de la partie supérieure du thorax ne s'est pas étendu, il paraît moins sec; pouls à 116 (même traitement). Le matin du 7 je trouve la mère éplorée ; elle croit son enfant près de mourir, tant il est resté calme . en effet le sifflement laryngé ne se fait plus entendre que dans les fortes inspirations, et l'enfant n'a eu aucune agitation, il a dormi d'un bon sommeil et ne demande rien. Tous les autres symptômes ont éprouvé la même amélioration : le pouls marque 100 pulsations, sans dureté, la chaleur est modérée, les taches de la peau commencent à pâlir, à l'auscultation je reconnais quelques bulles de râle crépitant qui se mélangent au souffle devenu plus moelleux. Et pourtant j'ai quelque peine à ramener le calme dans le cœur de la pauvre mère. On continue *bryone* et *calomel*.

Le 8, l'enfant, qui a très-bien dormi, demande à manger; l'enrouement a presque disparu, la toux est plus forte et plus facile, sans sifflement, le râle crépitant de retour efface le souffle au sommet du poumon gauche ; pouls à 92 ; (*calomel*) bouillon de poulet. Le 9, sommeil toute la nuit, 84 pulsations; l'enfant demande à manger à grands cris (qu'on se rappelle l'état si grave dans lequel il se trouvait le 5, *quatre jours* seulement avant celui-ci ; faisons aussi remarquer que dans ce moment une épidémie d'angines couenneuses régnait à Paris). La toux persistait laryngée et encore parfois assez sèche; je fais donner *hepar. sulfur. calcarea*, 4 globules 24e dilution dans 125 gr. d'eau; une cuillerée toutes les trois heures. Le 11, l'enfant mange potages, œufs et demande toujours. Depuis la veille tous les signes stéthoscopiques ont disparu du côté du thorax. Le 13, diminution progressive de la toux, qui est le seul symptôme qui trouble la convalescence parfaite pour tout le reste (*pulsat.*).

Aucun accident n'a suivi cette rougeole si grave et si promptement guérie.

On ne refusera pas, je pense, d'attribuer cette prompte disparition de lésions aussi sérieuses à l'usage de deux médicaments, dont l'un, ainsi que je l'ai fait remarquer en commençant, eût été très-probablement et avec raison employé par les praticiens les plus éclairés; on voit ainsi que la dose homœopathique n'a nullement entravé sa bienfaisante efficacité.

— *Métrorrhagie promptement arrêtée par l'ipécacuanha*. Mme D...., demeurant quai de Gèvres, âgée de quarante-deux ans, a toujours été menstruée d'une façon irrégulière ; il y a deux ans elle a éprouvé une perte utérine qui a duré un mois; actuellement il y a plus d'un mois qu'elle est retenue au lit par une perte nouvelle; le sang est vermeil et liquide, il coule peu étant couchée, mais, pour peu qu'elle se lève, sa sortie est abondante et s'accompagne de fortes douleurs dans le bas-ventre et dans les hanches, avec nausées, grande faiblesse et sentiment de froid. Constipation habituelle; en urinant, elle éprouve dans le canal une douleur brûlante comme par un charbon ardent. Je prescris, le 28 janvier 1851, *ipéca* 5e dil., une goutte dans 125 gr. d'eau, une cuillerée toutes les trois heures.

Le 30, notable amélioration : le sang est complétement arrêté quand la malade est couchée ; si elle se lève, il coule peu abondant, et la malade n'éprouve plus de nausées et fort peu de coliques. (Même prescription, trois cuillerées par jour.) Le 1er février, perte complétement arrêtée (achever le médicament) ; le 6, le sang n'a pas reparu, la malade se plaint seulement de constipation et de tiraillements dans le bas-ventre avec frisson vers le soir ; ils disparaissent avec *noix vom.* 24e dil. 3 glob. dans 125 gr. d'eau, une cuillerée par jour.

Ce n'est pas une chose nouvelle pour les thérapeutistes que l'utilité de l'ipécacuanha dans les affections hémorrhagiques, et en particulier dans la métrorrhagie ; il suffit de lire les pages consacrées à l'étude de ce médicament, par M. Giacomini, par MM. Trousseau et Pidoux, pour trouver de nombreuses observations analogues à celle-ci ; mais la mienne montre que ce médicament n'est pas moins efficace en pareil cas, si on l'emploie à la dose prescrite par Hahnemann.

Ce mode d'administration ne donne pas des résultats moins remarquables dans les autres cas où la pratique ordinaire obtient de l'ipécacuanha d'excellents effets, comme dans la dyssenterie, la cholérine, l'embarras gastrique, la bronchite catharrale des enfants, etc. Ces diverses affections, la dernière surtout, étant fort communes, les faits du même genre fourmillent dans les recueils homœopathiques. Aussi, je me contenterai de citer les suivants :

— *Gastro entérite, suite d'indigestion chez un enfant d'un an.* Cet enfant venait d'être sevré ; on eut l'imprudence de lui faire manger des haricots le 20 octobre 1851 : la nuit suivante, il fut pris de vomissements et de diarrhée, et depuis lors, il y a quatre jours, cet enfant refuse tous les aliments ; souffrant d'une soif ardente, il boit avec avidité et vomit immédiatement même l'eau pure ingérée en petite quantité : sept à huit fois par jour, il se salit et rend des matières claires mêlées de quelques grumeaux analogues à du jaune d'œuf. Le ventre est ballonné et sensible ainsi que la région épigastrique : pâleur de la face qui est grippée ; cris presque permanents ; l'enfant porte les mains à la tête ; extrémités froides, insomnie. — Le 24 octobre, on administre à l'enfant, par cuillerées à café, toutes les heures, *ipeca.* 5e dil. 4 glob. dans 125 gr. d'eau. Le lendemain, l'enfant ne vomit plus, il a bien dormi la nuit, les selles sont moins fréquentes et ressemblent à des œufs brouillés; teint meilleur; il ne porte plus les mains à la tête. (Achever la potion.) Les vomissements n'ont plus reparu; le 30, les matières étaient formées et la santé complétement rétablie.

— *Bronchite aiguë avec suffocation chez un enfant.* La petite C...., âgée de trois ans, fille d'un concierge de la rue du Mail, est douée d'un tempérament lymphatique très-prononcé; elle a, me disent ses parents, la poitrine grasse, tousse habituellement, et des râles avec sifflement se font souvent entendre quand elle respire et pendant son sommeil. De temps à autre elle perd l'appétit, sa peau est brûlante, la toux augmente, devient plus sèche; on entend dans la poitrine des bruits variés, des râles, des sifflements; on dirait qu'elle est pleine de mucosités dont l'enfant ne peut se débarrasser : alors les efforts de la toux occasionnent des nausées, quelquefois des vomissements d'eaux claires; la respiration demeure fort gênée, l'enfant est obligé de rester assise, et parfois, la nuit, elle paraît près de succomber dans une crise de suffocation. C'est pendant une de ces crises que je fus appelé : l'auscultation me fit entendre des râles variés dans toute l'étendue du thorax, roncus sonores, sibilants, sous-crépitants, sans matité à la percussion; pouls à 110; face pâle et bouffie avec lèvres violacées : inappétence, soif modérée; selles assez fréquentes, liquides et glaireuses. — La mère me dit qu'en pareil cas le sirop d'ipécacuanha soulage immédiatement son enfant, mais sans la guérir, et que depuis deux ans qu'on a commencé à lui en prescrire l'usage, elle est obligée d'y revenir de plus en plus souvent, que son efficacité diminue à chaque crise nouvelle, et que son administration est suivie d'une telle fatigue pour l'enfant qu'elle n'ose plus lui en donner.

Le 3 octobre 1851, je prescris : *ipeca.* 4 glob. 5e dil. dans 100 gr. d'eau, à prendre par cuillerées à café toutes les heures. Un amendement notable et progressif suit la prise de chaque cuillerée; bientôt l'enfant peut rester couchée; la nuit suivante elle dort plusieurs heures. Le lendemain, je constate que la toux est grasse et plus facile, et la respiration beaucoup plus libre; les roncus perçus par l'oreille ont notablement perdu de leur intensité, le râle sibilant a surtout considérablement diminué : pouls à 90, un peu d'appétit. En continuant le médicament, on voit les accidents aigus s'éteindre peu à peu, de sorte qu'au bout de deux jours le retour à l'état chronique était opéré. — Quelques mois de traitement avec *hepar sulfuris, nux v., calcarea, phosphor. sulfur.*, firent disparaître la maladie ancienne, et modifièrent complétement la santé de cette pauvre enfant, malgré les conditions d'hygiène défavorable dans lesquelles elle était obligée de vivre.

On trouve dans ce fait, c'est ma seule réflexion, non pas égalité, mais supériorité d'action thérapeutique de la dose infinitésimale du médicament approprié, relativement à celle de la dose massive à laquelle la petite malade était habituellement soumise.

— *Dyspepsie; guérison rapide avec le charbon végétal.* M. R...., âgé de trente-neuf ans, négociant, d'une constitution vigoureuse, d'un tempérament bilioso-sanguin, est sujet depuis longues années à des accidents du côté de l'estomac : une ou deux heures après le repas, il éprouve un sentiment de pesanteur et de chaleur à la région épigastrique, avec sueur à la tête, rougeur et turgescence de la face et des yeux, vertiges et éblouissements, sensation de défaillance. Le matin il s'éveille avec la bouche mauvaise, l'haleine fétide, la langue jaune, la bouche remplie d'une salive pâteuse, sentiment de chaleur aux gencives; il se plaint aussi d'être souvent tourmenté d'aphthes sur la muqueuse buccale. Ces divers accidents s'aggravent sous l'influence d'un régime excitant. Selles quotidiennes; hémorrhoïdes borgnes assez fréquentes; les urines laissent déposer un sédiment muqueux. Le 30 juin, 1854, j'ordonne : *carbo vegetabilis*, 30e dil., 6 glob. dans 125 gr. d'eau, à prendre le matin, et une heure avant dîner, par cuillerées à bouche.

Le 13 juillet, amélioration de tous les symptômes (même prescription); 24 juillet, le malade se dit presque guéri (*carb. veg.*, deux globules 24e dilution, dans 125 grammes d'eau, une par jour. Je rencontre le malade un mois après, il jouit d'une parfaite santé; il m'en a encore renouvelé l'assurance, il y a peu de semaines.

Je n'ai pas besoin de rappeler que le *charbon végétal*, grâce au rapport fait à l'Académie de médecine par M. Patissier, et, grâce à la propagande active des annonces pharmaceutiques, a été employé d'une manière abusive, et souvent avec de graves inconvénients pour les malades, à la dose de plusieurs cuillerées par jour, dans la gastralgie en général; je crois avoir montré que, dans le cas où ce médicament est indiqué par la loi de similitude, il est inutile de gorger le malade d'une poudre dont la plus grande partie demeure inerte ou est nuisible, tandis qu'une légère dose du même medicament dilué d'après le principe de la pharmacopée hahnemannienne suffit pour amener une complète guérison.

Du *charbon végétal* je rapprocherai la *noix vomique*. Celle-ci a été assez souvent employée depuis quelques années dans les affections nerveuses de l'estomac et de l'intestin, mais son action n'a pas été considérée comme spécifique, on l'a expliquée par une sorte de propriété tonique due à son amertume [1]. Comprenne qui pourra cette explication; mais, quoi qu'il en soit, de beaux succès ont été obtenus par son usage; les insuccès, il est vrai, ont été plus nombreux, ce que le disciple de Hahnemann n'a pas de peine à s'expliquer : quand on prend l'amertume d'un médicament pour une indication, on ne doit pas s'étonner qu'une pareille voie ne conduise qu'à des déboires dans la pratique. Considérée au point de vue de la loi des indications et des médications positives, la *noix vomique* est devenue, dans les mains des médecins homœopathes, un médicament excessivement précieux, mais alors elle agit d'une façon merveilleuse aux doses infinitésimales les plus élevées dans l'échelle posologique; de telles observations fourmillent dans les recueils et dans la pratique de chacun de nous. J'en citerai trois qui sont fort courtes.

I.—Madame G...., âgée de 20 ans, demeurant rue Bertin-Poirée, est douée d'un tempérament lymphatique, très-blonde, sujette aux maux d'estomac, à la dyspepsie, aux flueurs blanches; nouvellement mariée et enceinte de trois mois et demi, elle éprouve, depuis deux mois environ, les symptômes suivants : peu d'appétit, sensation continuelle de plénitude à l'estomac qui augmente après le repas et s'accompagne alors de crampes épigastriques, pesanteurs sur le sternum, renvois aigres, nausées, ballonnement du ventre; pas de vomissements, même le matin; selles rares et très-difficiles; coliques fréquentes et sensation de pesanteur dans le ventre; les flueurs blanches habituelles chez la malade ont diminué depuis les premières semaines de la grossesse, Je prescris *nux vom.* 24e dilution, trois globules dans 125 grammes d'eau, à prendre par cuillerées à café une demi-heure avant les repas et une autre après, si les souffrances se manifestent. C'était le 21 février. Le 5 avril seulement, je revis la malade qui me dit qu'elle s'était trouvée si bien, dès les premières cuillerées de la potion, qu'elle avait diminué promptement les doses et avait cessé de la prendre au bout de peu de jours, étant complétement guérie; elle ne savait de quels termes se servir pour exprimer tout son étonnement et sa satisfaction. Depuis cette époque, ses selles sont régulières. Ce jour-là,

1. Voy. *Traité de Thérapeutique*, par MM. Trousseau et Pidoux, t. I.

elle venait réclamer mes soins pour des vertiges, des douleurs de tête, de bas-ventre et de reins, qui cédèrent à la *belladone*, aussi facilement que les premiers accidents avaient fui devant *nux vomica*.

II.—Une cantatrice distinguée, madame R...., âgée de 28 ans, demeurant rue de Valois, jouissant habituellement d'une excellente santé, est enceinte pour la quatrième fois et se trouve au quatrième mois de sa grossesse. Depuis deux mois, elle accuse : pesanteur continuelle à l'épigastre qui augmente et devient crampoïde après avoir mangé, s'accompagne alors de renvois avec goût des aliments et d'aigreurs; vomissements d'eaux amères ou de bile verte, tous les matins; douleurs crampoïdes dans le ventre, quelquefois douleurs de reins et de bas-ventre semblables à celles de l'accouchement; constipation très-prononcée; quelques vertiges; fréquents épistaxis. Le 22 novembre 1852, madame R.... commence à prendre *nux vom.*, 30e, quatre globules dans 150 grammes d'eau, une cuillerée deux fois par jour. — Le 30, les vomissements sont arrêtés, les digestions faciles, les selles régularisées; restent d'assez vives douleurs dans le ventre, qui cèdent en quelques jours à la *belladone*.

III.—M. R...., fumiste, rue du Croissant, 20, âgé de 47 ans, homme robuste, d'un tempérament bilieux, souffre, depuis plus de deux ans, d'une affection de l'estomac, qui s'est singulièrement aggravée, depuis plusieurs semaines, malgré le régime sobre auquel il s'est soumis; il reconnaît, du reste, que des écarts de régime et des excès de boisson, faits antérieurement, n'ont pas été étrangers à la naissance et à l'aggravation de sa maladie. L'estomac et le ventre, l'estomac surtout, sont le siége d'un embarras douloureux et, par moment, surtout après les repas, d'une douleur brûlante, comme s'il y avait un charbon ardent; le ventre est ballonné et le siége d'une grande quantité de gaz qu'il expulse avec beaucoup de peine; les selles sont très-pénibles, les envies d'aller continuelles, et il n'arrive, après beaucoup d'efforts, qu'à expulser de petites boules de matières dures et noires. Figure bouffie, teinte jaune de la peau et de la sclérotique, conjonctives injectées, yeux larmoyants, tête lourde, vertiges en marchant, pouls plein et fort à 84; enfin, la respiration est assez difficile, et le malade est tourmenté par une toux sèche et fréquente, surtout le matin au réveil où elle s'accompagne d'une grande difficulté à expulser quelques mucosités.—Cet homme n'a jamais eu d'affections de la peau, la goutte ni les hémorrhoïdes. Je lui prescris *nux vom.* 20e dil., une goutte dans 150 gr. d'eau, une cuillerée matin et soir (31 mai 1852).

Le 12 juin, le malade m'annonce qu'il est presque guéri, quoiqu'il ne prenne pas de médicaments depuis quatre jours : sa physionomie a entièrement changé, son teint est frais, sa respiration facile, son pouls calme; il mange assez bien et n'éprouve plus qu'un peu d'embarras de l'estomac et du ventre pendant la digestion; les selles sont moins difficiles, mais non encore régulières (*nux vom.*, 12e, g. 1). Le 23, l'amélioration n'a pas fait de progrès, il se plaint de soif et est un peu oppressé ; il m'avoue qu'il s'est laissé aller à prendre du vin pur et de l'anisette, ce qui, dit-il, lui brûle immédiatement l'estomac. Je lui fais les recommandations les plus pressantes et j'ordonne *nux vom.* 200e dil., une goutte dans 125 gr. d'eau, une cuillerée par jour. Il était complétement guéri quand il arriva à la fin de sa potion que je crus ne devoir pas renouveler. J'ai revu ce malade, il y a un an environ, pour une rechûte légère due à la même cause et promptement arrêtée avec le même médicament.

En présence des deux dernières observations, et de celle-ci en particulier, MM. Trousseau et Pidoux déclareront-ils encore que la *noix vomique* guérit la gastralgie comme médicament tonique, et en vertu de son amertume? Mais je reviens au sujet de ma thèse.

On a fait grand bruit, dans ces derniers temps, de l'action curative de la *noix vomique* et de la *strychnine* dans les obstructions intestinales et dans les étranglements herniaires. L'observation suivante, en confirmant cette assertion, démontre que ce médicament peut donner les mêmes résultats quand on l'administre à dose dite *homœopathique*.

— *Hernie engouée*; *cardialgie*, *vomissements bilieux*, *suppression des selles*. *Guérison par la noix vomique*. Je suis appelé, le 25 octobre 1851, à 5 heures du soir, auprès de madame T...., fabricante de jouets d'enfants, âgée de 61 ans, demeurant rue de la Rotonde du Temple, 8 ; cette dame souffre de violentes douleurs d'estomac depuis la veille au soir ; ces douleurs se sont montrées peu de temps après un léger dîner, sans cause connue, si ce n'est que, depuis plusieurs jours, elle s'était fatiguée dans d'assez longues marches ; ces douleurs sont très-aiguës, ressemblent à des déchirements et aussi à celles que causerait une plaie mise à nu ; elles répondent dans le dos, augmentent par la pression sur l'épigastre et aussi par la pression sur une tumeur située à la partie droite de l'abdomen. Cette tumeur s'est montrée, pour la première fois, dans la journée, elle est située à quatre centimètres environ au-dessus de l'aine droite, à égale distance de l'épine iliaque antéro-supérieure et de la symphyse pubienne ; elle est arrondie, du volume d'un œuf, renitente, sans changement de couleur à la peau, sensible seulement à la pression ; mais cette pression, ainsi que je l'ai dit, retentit très-douloureusement dans l'estomac. La malade m'affirme que c'est la première fois qu'elle s'aperçoit de cette tumeur, mais que, depuis plusieurs années, elle porte un bandage pour une hernie située dans l'aine droite dans un point que je reconnais être l'anneau crural et qui est actuellement tout à fait libre. — Le reste du ventre est peu sensible. — Cette femme est habituellement constipée; cette nuit, elle a eu une selle formée de boules très-dures; deux lavements dans la matinée ont amené seulement des espèces de fausses membranes rubanées comme des fragments de ver solitaire, m'a-t-on rapporté; la bouche est sèche, la soif assez vive; nausées continuelles, deux vomissements bilieux; toutefois, les boissons passent bien; pouls à 96; facies altéré, dyspnée, palpitations; extrême agitation; la malade ne peut conserver un instant la même position.

Le taxis, exercé pendant cinq minutes, me paraît diminuer la tumeur d'un tiers environ de son volume; mes efforts pendant dix autres minutes restent infructueux pour avancer la réduction.

Je prescris, 25 octobre (6 heures du soir) : *nux vomica*, 12ᵉ dil., trois globules, *aqua stillata* 125 gr.; une cuillerée à bouche toutes les heures jusqu'à effet calmant, puis toutes les trois heures seulement.

26 (8 heures du matin).—Après la troisième cuillerée de potion, les douleurs d'estomac ont notablement diminué; la malade a dormi cinq heures environ en plusieurs reprises; ce matin, elle est calme, le facies est normal, la tumeur a diminué, et, à sa place, on constate seulement par le toucher un léger empâtement dont la pression reste un peu douloureuse; pas de selles.

Il reste un tiers de la potion que la malade achèvera par cuillerées toutes les trois heures; bouillon.

27. — L'amélioration a continué, l'estomac est à peine douloureux à une forte pression; empâtement à peine sensible au toucher dans le point où existait la tumeur; sommeil toute la nuit; appétit; trois selles hier au soir, une cette nuit et une ce matin, toutes bilieuses et sans matières solides.

Potage; bandage approprié. La guérison s'est maintenue.

Tout le monde connaît les résultats incontestablement heureux que donne l'emploi répété des vésicatoires *cantharidiens*, dits volants, dans la *pleurésie*. Mais, généralement, c'est à la révulsion que l'on attribue leur action thérapeutique. Il n'en est rien. Giacomini l'a parfaitement démontré. « J'affirme, dit-il, que les praticiens en général ont eu tort d'attribuer à la révulsion les effets avantageux qu'ils obtenaient de l'application des vésicatoires cantharidés. Ces effets sont dus à l'absorption de quelques parcelles de cantharides. » Et plus loin : « Les vésicatoires, appliqués avec l'ammoniaque à l'eau bouillante, ne produisent aucunement l'effet qu'on obtient par l'emplâtre cantharidé; ce fait ne peut s'expliquer que par la résorption du médicament dans le dernier cas. » J'ajouterai que les autres vésicatoires produisent une stimulation révulsive bien plus énergique.

Comme contre épreuve de son assertion, Giacomini rappelle les nombreux succès signalés par plusieurs auteurs de l'emploi des cantharides à l'intérieur dans les hydropisies et dans les pleurésies; il cite au long une observation de cette dernière maladie où, malgré la gravité du cas, la guérison fut complète en moins d'un septénaire par l'administration des *cantharides* à la dose de 0gr,20 à 0gr,30 par jour [1]. Un résultat expérimental aussi net, et confirmé tant de fois, devait s'accorder avec la loi de similitude; aussi bien il suffit de connaître les effets purs de la cantharide administrée à petite dose, pour apprécier ce parfait accord. D'autre part, ce médicament employé à l'état de dilution homœopathique a été, dans les mains de M. le docteur Tessier et dans la pratique des homœopathes, l'un des remèdes dont l'efficacité a été le mieux constatée dans les pleurésies aiguës et chroniques. Le fait suivant confirme mon assertion.

Pleurésie aiguë; guérison avec mercurius et cantharis. Madame M..., âgée de vingt-quatre ans, brossière, rue Saint-Sébastien, 24, se présente au dispensaire de la rue de Buffault le 3 octobre 1851; elle est pâle, amaigrie et paraît très-souffrante; depuis quinze jours elle tousse et, il y a six jours, elle a commencé à souffrir d'un point de côté à gauche. La toux est sèche, courte, extrêmement pénible; la douleur de côté est pongitive et devient lancinante pendant la toux; oppression considérable, surtout en marchant; le décubitus sur le dos est seul possible.

D'une santé habituellement bonne, cette femme n'est pas sujette à s'enrhumer. Nous constatons, MM. Hermel, Timbart et moi, une matité absolue et une absence complète du bruit respiratoire avec bronchophonie dans les deux tiers inférieurs du côté gauche du thorax. Le

1. Giacomini, *Traité de matière médicale et de thérapeutique*, art. *Cantharides*.

pouls donne 100 pulsations, la peau est chaude et des frissons se font fréquemment sentir quand la malade quitte son lit. Nous prescrivons *mercurius solubilis*, 12e dilution, gouttes 2 dans 150 gr. d'eau, trois cuillerées à bouche par jour.

Le 7, la malade vient, d'après mon conseil, au dispensaire du faubourg du Temple; elle s'y trouve et paraît en effet beaucoup mieux; elle n'a plus de fièvre, la douleur de côté a bien diminué, ainsi que la dyspnée; mais la matité est restée la même et la respiration est nulle, seulement la bronchophonie est remplacée par de l'égophonie. M. Milcent et moi donnons *cantharis*, 15e dilution, 1 goutte dans 150 gr. d'eau, une cuillerée matin et soir. 10 octobre, la malade va de mieux en mieux; le point de côté a disparu, la respiration reprend chaque jour plus de facilité; il y a peu de différence pour la matité, mais le bruit respiratoire commence à s'entendre du côté gauche, et l'égophonie a diminué (*cantharis*, 4 globules, 100e dilution, une cuillerée par jour). Le 14, l'égophonie a disparu, la respiration s'entend nette et distincte, la sonorité à la percussion redevient claire; la malade tousse à peine et se dit bien portante (pas de traitement). Le 21 et le 28, elle revient, sur notre recommandation, pour être observée, mais nous trouvons que toute trace de maladie a disparu, il ne reste qu'un léger frottement à la base du thorax; nous ne formulons aucune prescription.

Qu'eussent fait de mieux des vésicatoires répétés? à quels inconvénients, quelquefois sérieux, n'exposent-ils pas? sans parler des douleurs toujours assez vives et de la fièvre auxquelles donne généralement lieu une brûlure sur une aussi large surface, l'absorption des cantharides ne devient-elle pas souvent l'occasion d'accidents cystiques très-pénibles et quelquefois très-prolongés? D'autre part, si le lecteur a suivi les cliniques de l'hôpital des enfants malades, il y a quelques années, il suffira de lui rappeler certain service où l'application admise de larges vésicatoires, dans les affections aiguës de la poitrine, déterminait de fréquentes gangrènes dont la terminaison ordinaire était la mort.

Psoriasis invelerata guéri par l'acide nitrique à dose homœopathique, après insuccès de l'acide nitrique en nature. M. C....., négociant, âgé de vingt-trois ans, demeurant passage Bourg-l'Abbé, est d'une constitution faible; blond, petit, le teint rose pâle, les formes arrondies, il offre toutes les apparences d'un tempérament lymphatique et il a eu de nombreuses affections ordinairement liées à cette forme constitutionnelle. Sa maladie actuelle a débuté à l'âge de quinze ans : elle s'est montrée d'abord à la tête ; de là elle s'est étendue sur les parties antérieures et postérieures du tronc, et, en dernier lieu, sur les membres. Formant d'abord de petites taches arrondies, le mal s'est ensuite étalé de manière à constituer de larges plaques. M. Gibert, qui a donné ses soins au malade, a porté comme diagnostic *psoriasis inveterata*. Les divers traitements mis en usage en pareil cas, comme bains, tisanes, sirops et robs dépuratifs, l'arsenic et l'acide nitrique surtout, ont été employés peu utilement ; l'influence fâcheuse de ces médicaments sur l'économie ont souvent même nécessité leur suspension. L'acide nitrique seul, la première année, parut arrêter la production squammeuse pendant quelques mois ; plus tard son efficacité ne se retrouva plus. Il y a six mois l'état général et local étaient déplorables. A cette époque le malade se soumit au traitement dit de Benech (tisane de menthe, etc., teinture de gentiane, régime très-fortifiant) ; sa santé est devenue bien meilleure et les symptômes même de la peau se sont amendés ; aujourd'hui il jouit d'un bon appétit ; ses digestions, habituellement pénibles, sont devenues faciles, la constipation a diminué et il n'éprouve que rarement des migraines, auxquelles il était excessivement sujet. Mais toute la peau du corps, excepté celle des parties découvertes, est parsemée de plaques de psoriasis généralement arrondies, et dont la grandeur varie d'une pièce d'un centime à une pièce de cinq francs : plus le diamètre de la plaque est large, plus le centre se rapproche de l'état normal ; le reste est couvert de squammes plus ou moins épaisses sur un fonds rosé ; une auréole plus rosée que le reste de la plaque la sépare de la peau saine. A la partie moyenne de la poitrine et du dos se trouvent les plaques de la plus grande dimension. Au cuir chevelu la maladie se révèle au sein d'une chevelure abondante par une desquammation excessive et par une teinte rosée de la peau dans tout le voisinage des cheveux. Cette affection ne donne lieu qu'à un léger prurit. Mais, outre le psoriasis, le malade est depuis plusieurs années sujet à des éruptions urticaires qui se montrent pour peu qu'il s'expose au soleil, et qui, à l'inverse du psoriasis, envahissent les parties découvertes, où elles déterminent une cuisson et une démangeaison insupportables.

Le 16 août 1853 je prescris *sulfur.*, 24ᵉ dilution, quatre globules dans 125 gr. d'eau. Le 24, aggravation (*sacch. lact.*). Le 10 septembre, d'accord avec mon confrère et ami le Dʳ Bordet, je prescris *nitri acidum*, 10ᵉ dilution, 10 gouttes, deux cuillerées par jour. Le 21, les taches ont pâli, les squammes paraissent avoir un peu perdu de leur épaisseur ; légère urticaire, suite de promenade au soleil (*nitr. ac.*, 10ᵉ dilution, 12 gouttes, deux cuillerées par jour).

12 octobre. Très-notable amélioration, surtout à la partie supérieure du corps où les taches sont à peu près complétement effacées, tandis que d'autres le sont aux deux tiers ou aux trois quarts, et les

cercles se trouvent remplacés par des croissants (*id.* 15e dilution, 20 gouttes dans 300 gr. d'eau, deux cuillerées par jour). 22 octobre. L'amélioration continue (*id.* 10 gouttes dans 200 gr. d'eau).

3 novembre. A la partie supérieure du corps on n'aperçoit plus de taches ; à la partie inférieure les croissants diminuent sensiblement; la desquammation du cuir chevelu est moins abondante, et la teinte rosée de la peau qui borde les cheveux a notablement pâli (même prescription). —15 novembre. Toute la partie supérieure du tronc, en arrière comme en avant, est parfaitement nette, sauf quelques petits croissants sur les côtés; le bas ventre, les lombes et les cuisses sont les parties où la maladie se montre plus rebelle; la peau du front près des cheveux est revenue à l'état normal (*nitr. ac.*, 10e, 6 gouttes dans 125 gr. d'eau, une cuillerée par jour. — 7 décembre. Malgré un voyage et plusieurs écarts de régime, l'amélioration a continué, la desquammation du cuir chevelu surtout a diminué de plus de moitié (*id. id.*).

Du 15 au 28 décembre, une indisposition gastro-intestinale nous oblige à suspendre le traitement; toutefois, pendant ce mois de décembre, le malade prend encore deux potions au *nitr. ac.*; dans le mois de janvier une nouvelle suspension est nécessitée par une bronchite aiguë; cependant, le 9 février, la disparition du psoriasis n'a cessé de faire des progrès, il n'existe plus que quelques croissants à la partie inférieure de l'abdomen et à la partie supérieure des cuisses. Dans le courant de mars, l'affection était complétement éteinte; depuis cette époque, c'est-à-dire il y a plus d'une année, le malade n'a rien vu revenir qui rappelle cette maladie dont il était affligé depuis huit ans.

C'est par l'emploi de doses répétées, il est vrai, mais de doses infinitésimales d'*acide nitrique* dilué par les procédés hahnemanniens, que nous voyons s'éteindre une maladie invétérée que l'acide nitrique en nature guérit quelquefois, et qu'il avait déjà même enrayée au début chez notre malade, sans pouvoir la guérir définitivement. Ainsi, cette observation tend à démontrer plus que ma thèse actuelle, elle prouve non-seulement l'action réelle de la dose homœopathique, mais sa supériorité incontestable sur les doses massives ordinaires des mêmes médicaments.

Les diverses affections chroniques des voies respiratoires trouvent le plus souvent, on le sait, de puissants modificateurs dans les eaux minérales sulfureuses; le nombre de personnes affectées de ces maladies qui, chaque année, vont demander aux sources des Pyrénées le rétablissement de leur santé, nous démontre que l'action de ces eaux est bien réelle, incontestable. Mais l'art pharmaceutique, malgré des analyses chimiques répétées et avec le grand nombre de procédés dont il s'est enrichi, n'a pu encore réaliser la composition d'un remède composé des mêmes éléments chimiques, et susceptible de reproduire, au moins en partie, les effets thérapeutiques que l'on obtient de l'usage de ces eaux elles-mêmes. On pourrait peut être, avec quelque raison, expliquer cette différence en disant que les éléments de ces eaux, que le soufre en particulier, qui tient le premier rang parmi eux, s'y trouvent *dilués* de telle manière par la main de la nature, qu'ils y ont acquis des propriétés dynamiques dont ils ne sont jamais doués à l'état natif.

Quel remède, en effet, plus puissant que le soufre des homœopathes? C'est que ce soufre a subi une préparation spéciale. Cette substance si bénigne, je dirais presque si nulle dans ses effets, devient susceptible, quelle que soit l'infinitésimalité de sa dose, du moment qu'elle a été soumise aux triturations méthodiques et aux dilutions hahnemanniennes, devient, dis-je, susceptible de produire dans l'économie les modifications les plus extraordinaires, et de guérir parfois, de la manière la plus prompte et la plus merveilleuse, de nombreuses affections chroniques auxquelles elle est homœopathique.

Quoiqu'il en soit de l'explication que j'ai donnée plus haut, il n'est pas moins vrai que, considéré dans ses rapports avec les affections chroniques des organes respiratoires, le soufre dilué reproduit assez souvent l'action thérapeutique des eaux minérales sulfureuses sur les mêmes maladies : voilà pourquoi j'ai dit que, dans ces eaux minérales, le soufre, qui est de leurs éléments le plus essentiel, a subi de la main de la nature une dilution analogue à celle qui s'opère par nos procédés. Il y aurait des volumes à faire avec les observations de guérisons obtenues au moyen de ce médicament dans les maladies dont nous parlons; ma pratique, quelque modeste qu'elle soit, en comprend un assez bon nombre; je citerai les suivantes :

I. *Bronchite et pleurésie chroniques datant de cinq ans; guérison en six semaines.* M. V...., âgé de cinquante-cinq ans, habite Alger où il est malade depuis cinq ans; il est à Paris depuis deux mois seulement. Il y a cinq ans, étant près de Staouéli (Algérie), il fut atteint d'une affection thoracique dans laquelle on reconnut, au bout de trois mois seulement, une pleurésie. Malgré le traitement actif auquel il fut soumis, sa guérison demeura incomplète; et la toux, l'expectoration, l'amaigrissement et la résistance aux divers traitements l'ont fait considérer comme atteint de phthisie pulmonaire. Cet homme, d'une constitution robuste et d'une santé de fer auparavant, est maintenant très-faible, amaigri, avec une physionomie pâle et souffrante; manquant d'appétit, il mange, pour ainsi dire, par raison; du reste, les digestions et les selles sont normales.

Toux continuelle, par quintes, surtout le soir en se couchant, ou en rentrant d'une promenade à l'air, quand le temps est humide et froid, ou enfin sous l'influence d'émotions morales; elle est sèche ou s'accompagne d'expectoration glaireuse, teintée de sang; elle n'est pas douloureuse, mais ébranlante et elle le fatigue beaucoup : elle est portée quelquefois au point de déterminer le vomissement des aliments; la morphine seule a le pouvoir d'arrêter ces quintes. Oppression notable, surtout en montant; impossibilité de rester couché autrement que sur le dos. Ce malade, qui n'accuse aucune autre affection cutanée antérieure, porte depuis plusieurs mois sur le dos des mains et sur le front des taches arrondies d'un rouge jaunâtre, avec légères squammes dans lesquelles il est facile de reconnaître le psoriasis.

En procédant à l'examen du thorax, je constate une obscurité notable du son à la percussion dans toute la hauteur du côté droit; la respiration s'entend faiblement au même niveau, on distingue quelques bulles humides au sommet, mais pas de souffle ni de craquements proprement dits. Cet homme qui autrefois transpirait beaucoup des pieds, les a toujours maintenant secs et froids; il n'y a pas de sueurs nocturnes. Le 18 octobre 1853, je prescris : *sulf.*, 4 glob. 2,000[e] dans 125 gr. d'eau, une cuillerée le soir, et *bryon.*, 4 glob. 2,000[e] dans 125 gr. d'eau, une cuillerée le matin.

Le 26, le malade m'annonce qu'il se trouve mieux : son teint est en effet meilleur. Il éprouve un sentiment de bien-être et un peu plus de force; voici deux jours qu'il a une seule quinte de toux, et c'est en se couchant; l'expectoration est plus abondante et plus facile; en respirant fortement il ne se sent plus arrêté ; la respiration s'entend mieux, quoique la matité à la percussion reste toujours la même; appétit meilleur; les plaques de la peau sont moins saillantes. (*Sulf.*, 4 glob. 4,000^e dans 125 gr. d'eau, une cuillerée tous les matins.)

3 novembre. — Amélioration de plus en plus marquée dans l'état général et dans l'état local, malgré le froid humide de Paris, plus sensible pour un homme habitué au climat d'Afrique : teint frais, force presque doublée, toux rare, sans quintes. sommeil dans toutes les positions, excellent appétit; mêmes signes sthétoscopiques. Les pieds sont encore secs, mais ne sont plus froids; les taches diminuent et pâlissent; l'une d'elles a disparu à la main gauche. (Même prescription avec 2 glob. seulement.) Le 8, le malade a été fatigué par un coryza; le bruit respiratoire s'entend beaucoup mieux dans le côté gauche de la poitrine (*id.*). Le 15, disparition presque complète des taches des mains; notable diminution de la matité et netteté du bruit respiratoire dans les deux tiers inférieurs du poumon droit; toux rare et facile, expectoration assez abondante, plus épaisse et sucrée. (*Stannum*, 4 glob. 3,000^e dans 125 gr. d'eau, une par jour.) Le 30, l'amélioration fait de continuels progrès; expectoration moins abondante et moins sucrée; chaque jour les symptômes physiques du côté du thorax diminuent. Le 3 décembre, le malade part pour l'Algérie, emportant une dose *sulf.*, 6,000^e.

Au commencement de janvier 1854, le malade écrit qu'il se regarde comme tout à fait guéri; au mois d'avril dernier, j'apprends qu'il a chassé tout l'hiver aux environs d'Alger avec une vigueur qui rappelle sa jeunesse.

II. *Bronchite chronique chez un enfant*. Fille de cinq ans, demeurant rue de Paradis-Poissonnière, qui tousse depuis quatre mois. La toux est grasse, s'accompagne d'expectoration salivaire assez abondante et quelquefois de vomissements glaireux; parfois même les quintes de toux sont assez fortes pour déterminer la sortie du sang par le nez. Ces quintes se montrent plus particulièrement lorsque l'enfant se remue ou passe du chaud au froid; elles sont rares la nuit. Occasionnée par un chatouillement derrière le sternum, la toux retentit douloureusement dans toute la poitrine. L'auscultation laisse entendre, à la base des deux côtés de la partie postérieure du thorax, du râle sous-crépitant, mais son abondance n'est pas en rapport avec l'intensité de la toux.

Il y a de l'inappétence; la langue est blanche, le pouls à 84; le soir elle a quelques frissons et elle reste brûlante toute la nuit. — Cette enfant, qui offre les attributs du tempérament lymphatique, a eu il y a deux ans un impétigo à la face et au cou, pendant trois mois. Depuis quatre mois qu'elle tousse elle a pris tisanes, sirops, potions de toutes sortes; depuis un mois elle porte un vésicatoire au bras. — Après une dose de *bryon.*, qui ne modifie en rien l'état de l'enfant, je lui prescris le 12 janvier 1854 : *sulfur.*, 4 glob., 12e dilut. dans 125 gr. d'eau, à prendre trois fois par jour.

Le 17, la mère me ramène l'enfant, elle me dit que, dès la troisième cuillerée, l'enfant s'étant trouvé beaucoup mieux, la toux a progressiment diminué; l'appétit reparaît; en même temps il y a eu pendant deux jours relâchement du ventre, et l'oreille droite est devenue le siége d'un écoulement humoral inattendu (*sulfur.*, 2 glob. 24e, dans 125 gr. d'eau, une seule cuillerée par jour). Le 29, la mère enchantée m'annonce que le toux a complétement cessé, ainsi que l'écoulement d'oreille; l'appétit est bon, le teint rose. — Au mois d'avril suivant, une toux grasse reparut modérée, et sans réaction sur l'état général. Une nouvelle potion, avec *sulfur.*, 4 glob. 24e, en fit justice.

On m'accordera que bien rarement les eaux sulfureuses naturelles, quelle que soit leur variété, sont douées d'une plus remarquable et plus prompte efficacité.

II.

Ces observations de guérison, par des doses infinitésimales de *soufre*, qui est l'un des éléments, mais non le semblable exact du fonds médicamenteux des eaux dites *sulfureuses*, nous conduisent naturellement à l'examen des faits de la seconde catégorie : ceux dans lesquels le médicament, qui a guéri à dose homœopathique, n'est pas employé par les médecins à dose massive, au moins dans les maladies dont il sera question.

Bronchite capillaire chez un enfant de quatre mois; suffocation imminente; merveilleux effets de la bryone.

Le 11 décembre 1850, à cinq heures du matin, je suis appelé, par mon honorable confrère, M. le docteur Roth, pour l'assister dans les soins qu'il était appelé à donner à un petit garçon de quatre mois, Henri C...., dont l'état était assez grave pour exiger la présence presque continuelle d'un médecin. Cet enfant avait été sevré deux semaines auparavant, il toussait depuis quelques jours; la veille au soir, un râle et une oppression notables s'étaient manifestés, et ces phénomènes avaient pris pendant la nuit une telle intensité que mon confrère avait été appelé au plus vite. L'état de cet enfant était des plus alarmants : immobilité complète avec yeux ternes, à peine entr'ouverts, et pupille dirigée en haut, mouvements convulsifs de la levre inférieure, oppression extrême avec renversement de la tête en arrière, râle trachéal, perceptible à distance, efforts de toux infructueux, teinte bleuâtre de la face, refroidissement des extrémités avec chaleur à la tête, pouls précipité; en un mot, tous les signes d'une suffocation imminente.

Je commençais depuis peu de mois à pratiquer l'homœopathie, et, manquant d'expérience, je n'eusse pas osé, afin de ne pas compromettre une méthode nouvelle, administrer un médicament homœopathique à cet enfant que je considérais comme perdu. M. Roth, devant l'expérience et le profond savoir duquel je n'avais qu'à m'incliner, administra *bryonia*, 12ᵉ, 1 goutte dans 100 gr. d'eau, à prendre par demi-cuillerée à café toutes les demi-heures. Il conseilla en même temps une nourrice. — Il fallait voir, me dit la mère, comme après chaque demi-cuillerée la poitrine de l'enfant paraissait se dégager. — Au bout de deux heures, ayant pris trois demi-cuillerées à café de la potion, je le trouve poussant de petits cris, s'agitant et ouvrant les yeux, le râle trachéal a fait place au roncus bronchique, la chaleur est revenue aux extrémités. Les parents sont heureux et émerveillés. Deux heures plus tard, il n'y a plus de râle perceptible à distance; par l'auscultation, je constate du roncus sous-crépitant dans toute la hauteur du thorax des deux côtés, l'expression des yeux est bonne, l'enfant a pris le sein deux fois. L'après-midi, l'état de l'enfant s'améliore d'une manière graduelle, il dort une heure après avoir pris le sein (la potion, toutes les heures seulement, puis toutes les deux heures).

Le 12 au matin, on me dit que l'enfant a dormi et peu toussé, cette toux est grasse et assez faible; il y a un roncus sonore dans toute la poitrine (*chamomilla*); ce n'est plus qu'une bronchite ordinaire, qui a complétement disparu le 18.

L'émétique à dose vomitive eût-il guéri aussi bien et aussi promptement? je pose seulement la question.

— *Névralgie sciatique; rapide efficacité du rhus toxicodendron.* M. C..., opticien, âgé de 50 ans environ, a souvent éprouvé depuis deux ans, des douleurs le long du nerf sciatique du côté gauche. Depuis trois semaines ces douleurs ont acquis une violence considérable; il explique ce redoublement par la gêne qu'il a éprouvée et les efforts qu'il a dû faire à cette époque pour soutenir sur ses genoux sa fille (âgée de plus de vingt ans) dans une voiture trop étroite pour permettre à toutes les personnes qu'elle contenait d'être assises sur les siéges.

Les douleurs que M. C... éprouve sont vives et continuelles, mais elles deviennent surtout insupportables la nuit au lit ou bien quand il se repose après avoir fatigué le membre par un effort quelconque; elles se calment par la marche ainsi que par de fortes frictions et par la chaleur du poêle. Ces douleurs occupent toute la longueur du nerf sciatique gauche, elles sont crampoïdes et s'accompagnent de rétraction des muscles et des tendons, au point qu'il a le matin beaucoup de peine à allonger le membre. L'état général est très-bon.

Le 7 février 1853, je prescris *rhus toxic.*, 5ᵉ dil., 1 goutte dans 150 gr. d'eau, à prendre par cuillerées à bouche toutes les trois heures.

Le lendemain, au lever, la roideur du membre est moins marquée;

dans la journée le début de la marche est plus facile et celle-ci n'est plus suivie que d'un léger redoublement des douleurs; la nuit suivante, le malade retrouve le sommeil qu'il avait perdu depuis trois semaines; le troisième jour, à la fin de sa potion, il se trouvait complétement guéri. Je n'ai rien eu de plus à lui prescrire, et depuis dix-huit mois il n'a plus ressenti de douleurs sciatiques.

Je possède trois autres observations, entre autres celles d'un confrère dont la guérison a commencé la conversion, et dans lesquelles le même médicament a agi d'une manière aussi efficace; dans deux autres cas, *colocynthis* qui était homœopathique aux symptômes les a dissipés de même. Quelle autre médication pourrait revendiquer un succès plus frappant et plus rapide ?

— *Avortement arrêté par la camomille.* Madame P..., âgée de trente ans, ouvrière en chapeaux de paille, demeurant rue Quincampoix, 81, d'une constitution très-nerveuse, enceinte de sept mois, souffre depuis la veille au soir de douleurs très-violentes qui lui font craindre un accouchement prochain; ces douleurs partent des reins pour aboutir aux organes génitaux qui semblent s'ouvrir; à chaque instant elle éprouve des envies d'uriner, pendant lesquelles les douleurs augmentent; depuis quelques heures il s'écoule un peu de sang; le toucher ne me montre pas une dilatation manifeste du col utérin.

Je prescris, le 4 juin 1850, à midi, *chamomilla*, 5e dil., 1 goutte dans 150 gr. d'eau, à prendre par cuillerées à bouche toutes les demi-heures.

Dès *la quatrième cuillerée*, les douleurs ont notablement diminué, le soir elles n'existent un peu que pendant l'émission des urines, mais cette émission est beaucoup moins fréquente; *la nuit suivante la malade dort assez bien, et ce qui restait de symptômes avait complétement disparu le lendemain.* Cette femme, très-nerveuse, eut ensuite pendant plusieurs jours des accidents névralgiques variés du côté de la tête et du ventre, comme elle a l'habitude d'en éprouver dans le cours de ses grossesses; je parvins à les calmer avec *nux, chamomilla, cocculus*, et je l'accouchai heureusement au mois de juillet.

On avouera que le laudanum à haute dose n'eût pas mieux agi que ne l'a fait une partie infiniment petite de l'innocente camomille, quand celle-ci a été soumise à la préparation homœopathique.

Aconit dans l'hématurie.

I. — *Hématurie avec inflammation de vessie.* M. W..., âgé de vingt-huit ans, négociant, rue des Deux-Portes-Saint-Sauveur, 7, jouissant habituellement d'une bonne santé, vient me trouver le 18 mai 1850, pour une hématurie qui a commencé la veille avec un grand frisson, suivi de chaleur et de fièvre intense pendant la nuit; à chaque instant il éprouve le besoin d'uriner, et ce besoin n'aboutit qu'à l'expulsion d'un peu d'urine teinte de sang, avec de petits caillots noirs; cette urine en s'écoulant cause une sensation de brûlure peu intense; la région de la vessie est sensible au toucher; il n'y a point de douleur du côté des reins. Pouls à 100, plein, chaleur halitueuse de la peau, inappétence, soif vive. Le malade ne sait à quoi attribuer les accidents qu'il éprouve; toutefois il a fait récemment un petit excès de boisson alcoolique qui me paraît avoir été la cause déterminante du mal. Il est midi, je prescris : *aconit*, 3e dil., 1 goutte dans 125 gr. d'eau, à prendre en trois fois à une heure d'intervalle.

A six heures du soir le malade n'éprouve plus de besoins pressants d'uriner; son urine n'est plus que légèrement teinte de sang, la dernière goutte seulement entraîne encore de petits caillots, et c'est alors aussi qu'il ressent un peu de douleur; la fièvre est bien diminuée (*nux vom.* 20e dilution, 1 goutte dans 120 gr. d'eau, moitié de suite et le reste par cuillerées d'heure en heure). *Toute la nuit il dort sans uriner;* le lendemain, *je le trouve sans fièvre; l'urine n'est plus colorée*, les dernières gouttes sont seulement jaunâtres, épaisses, et causent en sortant une légère douleur. Je ne prescris aucun médicament; le lendemain, 20 juin, il me montre l'urine, qui n'offre plus qu'un dépôt sablonneux et jaunâtre. Il reprend ses occupations habituelles.

II. — *Hématurie datant de quinze jours : guérison en quelques heures.* — M. G..., âgé de 52 ans, ouvrier apprêteur pour la teinture, passe sa vie entre deux fourneaux ardents, de sept heures du matin à onze heures du soir. Il y a sept ans que, pour la première fois, à la suite d'un travail forcé, il a été atteint d'hématurie : du ténesme vésical avec chaleur au niveau du coccyx et le long de l'urètre précédèrent l'écoulement du sang qui ne s'est arrêté qu'avec peine, et qui se renouvela fréquemment pendant trois années, malgré des soins perpétuels et un régime sévère, souvent exclusivement lacté durant plusieurs semaines. Depuis quatre ans, il n'avait vu que rarement apparaître quelques gouttes de sang, et seulement à la suite de travail forcé ou d'un écart de régime. Cette dernière cause a déterminé, il y a dix jours, le retour des accidents hémorrhagiques, mais à un degré beaucoup plus grave, et sans que leur continuité ait été interrompue un instant, malgré la série de moyens ordinairement employés dans cette circonstance : aussi, je trouve le malade presque sans forces, pouvant à peine quitter son lit, avec le teint jaune paille, les lèvres et la langue desséchées; il se plaint d'une soif ardente, et boit trois à quatre litres d'eau de graine de lin ou de limonade cuite, dans les vingt-quatre heures : tous les quarts d'heure au moins il éprouve un besoin pressant d'uriner qui se manifeste par un sentiment de chaleur au coccyx, et il rend une quantité notable d'urine sanguinolente : le vase de nuit offre un dépôt considérable de caillots sanguins. S'il reste quelque temps sans boire, la chaleur au coccyx devient plus intense, le besoin d'uriner ne peut plus être satisfait et donne lieu à un ténesme très-douloureux. L'appétit n'est pas complétement perdu, les selles sont pénibles. Pouls plein ; malgré la faiblesse du malade, il marque 80. Je prescris la continuation de l'eau de graine de lin à doses répétées, mais petites, et *aconit*, 3e dil., 2 gouttes, dans 125 grammes d'eau, par cuillerées à bouche toutes les deux heures.

C'était le 15 juin 1855. Le 17, je trouve le malade plein de satisfaction : à chaque cuillerée de potion, me dit-il, l'urine s'est éclaircie de plus en plus, et après la dernière cuillerée elle ne renfermait plus trace de sang. Celle que je vois aujourd'hui en est, en effet, complétement exempte. Sauf la faiblesse inévitable après une hémorragie aussi prolongée, le malade se sent à l'aise. (*China*, 5e dil., 1 goutte dans 125 grammes d'eau, une cuillerée toutes les quatre heures.) — Le 19, très-bon état. (*China*, 12e dil., 4 glob. dans 125 grammes d'eau, une cuillerée matin et soir.)— Le 26, le malade vient à la maison, ses jambes conservent encore quelque roideur et sa tête est le siége d'une certaine vacuité, il se plaint de constipation. (*China*, 5e dil., 1 goutte dans 100 grammes d'eau, une cuillerée le matin ; *nux vom*. 12e, dil., 4 glob. dans 100 grammes d'eau, une cuillerée le soir.) — 2 juillet, les forces sont entièrement revenues, les selles sont normales, le malade va reprendre son travail. — Le 12, puis le 19, je m'assure que la santé de M. G... est parfaite, malgré le retour à ses pénibles occupations.

Ces deux observations ont-elles besoin de commentaires ? je ne l'ai pas pensé ; j'en dirai autant pour la suivante.

—*Otalgie aiguë guérie par la pulsatille.* Madame M..., âgée de trente-cinq ans, est accouchée de son septième enfant il y a trois semaines. Voici trois jours que, après s'être exposée à un refroidissement par un courant d'air, l'écoulement du lait, assez abondant, quoiqu'elle ne nourrisse pas, s'est arrêté, et que se sont montrés les symptômes suivants : Douleurs lancinantes dans l'oreille droite qui s'irradient dans tout le côté droit de la tête et de la face, augmentent vers le soir et la nuit et privent la malade de sommeil. — Bourdonnement continuel, sensation d'eau qui bout, et parfois battement dans l'oreille et dans la tête. — Sensation vers le tympan d'un corps étranger qu'elle voudrait pouvoir arracher. — Excessive sensibilité au toucher de tout l'organe, impossibilité d'y supporter un peu de coton. — Quelquefois il semble à la malade qu'une bête lui ronge l'oreille. — L'ouïe est sensiblement diminuée. — Pouls normal, toutefois il s'élève un peu le soir ; manque d'appétit.

Le 27 août 1851, je prescris : *pulsatilla*, 6e dil. 1 goutte dans 125 gr. d'eau, une cuillerée toutes les trois heures.

La guérison a été, pour ainsi dire, immédiate ; la première nuit elle a pu dormir dès minuit jusqu'au matin ; elle s'est éveillée ne souffrant plus, et la secrétion laiteuse était rétablie.

—*Névralgie ancienne de la face; gastralgie; vomissements; accidents de ménopause; guérison par l'ellébore blanc.* Madame Hén....., âgée de quarante-cinq ans, concierge, rue Grenétat, est surtout malade depuis deux ans qu'elle a eu le choléra (en 1849) ; mais, depuis l'âge de dix-huit ans, elle a toujours souffert d'accidents très-douloureux aux époques menstruelles : fortes coliques le premier jour, vomissements le second et le troisième, perte de sang abondante, en caillots, pendant six à sept jours, et, à la fin, vertiges, maux d'estomac, vomissements, malaises et douleurs dans diverses parties du corps, enfin souffrances hémorroïdaires très-vives. Ces divers symptômes ont été combattus par de nombreux traitements : elle a fait les plus grands sacrifices pour aller prendre les bains de mer, diverses eaux minérales à leur source, etc. ; ces nombreux traitements, qui ne l'ont pas guérie, ont épuisé ses ressources et l'ont réduite à la nécessité d'être concierge.

Depuis deux ans les accidents qui précèdent ont beaucoup augmenté; de plus, les suivants sont venus compléter le triste tableau de l'état pathologique offert par cette malheureuse femme : 1° vertiges presque continuels ; 2° douleurs névralgiques qui partent des gencives pour s'étendre aux joues, aux yeux, aux oreilles et à une partie de la tête, tantôt d'un côté, tantôt de l'autre : ces douleurs ont les caractères d'élancements et d'arrachements, avec sensation de froid local, frissons généraux, vomissements aqueux, surtout la nuit et au moindre mouvement; quelquefois la violence de ces douleurs est telle qu'elle pense devenir folle ou tomber en délire; ces crises se montrent surtout le soir et durent tantôt une partie de la nuit seulement, tantôt plusieurs jours ; 3° douleur de vacuité, quelquefois de constriction à l'estomac, avec bâillements ; 4° inappétence, soif continuelle, digestion très-pénible de toute espèce d'aliments, et surtout de la viande, du bouillon fort et du lait ; elle supporte mieux les légumes, mieux encore la salade et l'eau rougie : pendant la digestion, plénitude à l'estomac et à la poitrine, chaleur à la face, vomissements d'eau sans goût ; 5° douleurs constrictives dans le ventre, surtout quand elle marche ; constipation ; 6° sommeil presque nul.

Le 17 juillet 1851, je prescris *veratrum* 3/24ᵉ à prendre par cuillerées à bouche, une fois par jour, et, en cas de crise, par cuillerées à café, toutes les heures. Le 31, la malade vient m'annoncer une grande amélioration. Un accès névralgique a été arrêté dès la seconde cuillerée à café. Les règles sont venues moins abondantes et avec moins de caillots, et n'ont duré que sept jours ; elles n'ont pas été accompagnées d'autant de coliques, et il n'y a eu de vomissements que pendant douze heures au lieu de quarante-huit ; enfin, elles n'ont pas été suivies de maux d'estomac ni d'étourdissements. Voilà sept jours qu'elle a fini de prendre sa potion : tant qu'elle a duré, elle a eu une selle quotidienne; son appétit est revenu, elle peut digérer de la viande et n'a plus de pituites. J'étais loin de m'attendre à une amélioration aussi complète et aussi rapide. Je prescris *veratrum* 2/18e, une cuillerée par jour. Le 9 août, l'amélioration a continué; la malade se sent toute autre; elle est beaucoup plus forte, a de l'appétit et digère bien; seulement la viande lui répugne. Les selles n'ont lieu que tous les deux ou trois jours et elle a quelques coliques. Elle n'a plus vomi et n'a eu que des velléités de douleurs névralgiques; elle remarque, en outre, que sa peau, habituellement sèche, est devenue, depuis le traitement, le siége d'une moiteur douce (*nux vom.* 2/30e). Le 25, les forces reviennent chaque jour avec l'amélioration de tous les symptômes; elle n'a point eu de crise, mais les règles ont été accompagnées de vomissements pendant quarante-huit heures (*sulf.* 1/24e en deux prises; en cas de crise, *veratrum* 2/30e par cuillerées à café). Le 2 septembre la malade se trouve très-bien; seulement son estomac ne peut supporter la viande, quoiqu'elle lui répugne moins (*sulf.* 2/100e) Le 22 septembre, même état : à cause de la difficulté de supporter la viande, *china* 30e dil. 1 goutte, une cuillerée par jour. 30 octobre; dès qu'elle prend *china*, la viande est bien digérée; mais voilà trois jours que, à la suite d'un accès de colère, elle a eu une crise névralgique très-douloureuse, sans nausées (alterner *nux vom.* 2/30e et *china* 4/12e par cuillerées toutes les deux heures).

22 octobre. — Se trouvant bien, elle n'a rien pris depuis près de quinze jours; les règles sont venues avec très-peu de coliques et quelques légers vomissements; elle mange de toute espèce de viande et avec plaisir (*nux vom.* 2/24e et *china* 4/12e, une cuillerée de chaque alternativement). Le 3 novembre, elle se trouve dans un état si parfait qu'elle demande à ne pas continuer le traitement. Le 28, je prescris une autre dose de *nux vom.*, pour combattre la constipation; la malade m'annonce qu'elle a engraissé de 17 livres.

Pendant les deux années suivantes, j'ai revu de temps à autre Madame Hén..., généralement toujours bien portante; quelquefois seulement elle a ressenti des crises légères de névralgies faciales à l'occasion de fatigues physiques ou d'émotions morales; elle éprouve aussi quelques accidents de ménopause, comme chaleur à la face, vertiges, etc.; mais ces accidents, pour peu qu'ils acquièrent une certaine intensité, sont toujours très-promptement calmés.

Quoiqu'il s'agisse dans ce cas d'une affection nerveuse, je pense qu'il ne viendra à l'esprit d'aucun de mes confrères d'expliquer par l'influence de l'imagination cette cure obtenue pendant l'usage de médicaments employés d'après le principe des semblables, et en quantité infinitésimale.

Je désire offrir au lecteur deux observations de guérison obtenue par deux agents encore peu connus; l'un, *nymphæa lutea*, qui a été récemment expérimenté par un de mes collègues, M. le docteur Pitet[1]; l'autre, *claps corallina*, qui appartient à la pathogénésie brésilienne, et de l'emploi duquel un des honorables correspondants de la *Société homœopathique*, M. Decrand, lui a signalé de remarquables effets[2].

— *Diarrhée matutinale guérie avec nymphæa.* M. V...., gantier, âgé de vingt-six ans, demeurant rue de Vendôme, est affecté depuis deux mois d'une diarrhée jaune, féculente, qui se montre invariablement le matin, à son lever; rarement il a une seule selle, presque toujours deux ou trois; quelquefois aussi de nouveaux besoins se manifestent dans la journée. Du reste, bon appétit et régularité de toutes les autres fonctions; le malade s'aperçoit seulement que depuis quelques semaines ses forces diminuent. Je prescris, le 17 février 1855, *nymphœa lutea*, 12e dil., une goutte dans 125 grammes d'eau, à prendre par cuillerées, trois fois par jour. Le 26 il vient m'annoncer que, dès le deuxième jour où il faisait usage de la potion, il vit avec surprise que le besoin pressant du matin ne se fit pas sentir et que depuis ce moment il a régulièrement une seule selle par jour, de consistance normale; la guérison ne s'est pas démentie.

— *Surdité datant de six mois guérie avec claps corallina.* M. M..., demeurant rue de Lancry, 25, est âgé de vingt-cinq ans, ébéniste. Il y a cinq mois, cet homme, étant dans son lit au moment où sa femme était en proie aux douleurs de l'enfantement, s'imagina, pour éviter d'entendre les cris de la patiente, de s'entortiller dans la couverture et dans l'édredon, où il s'endormit. Réveillé au bout de deux heures, quand le travail fut terminé, il s'échappa de son bain de vapeur sans aucune précaution, et, le lendemain, il s'aperçut qu'il n'entendait pas de l'oreille droite. Cette surdité s'est maintenue jusqu'à ce moment avec la même intensité, sans qu'il ait cherché à la combattre, vu qu'il ne souffrait en aucune façon.

Le 23 mars 1855, je constate la dysécée complète de l'oreille droite, sans douleurs ni bourdonnements; le tic-tac d'une montre est à peine entendu quand celle-ci touche le pavillon de l'oreille, tandis que du côté gauche il est entendu à deux mètres de distance. L'oreille droite est le siége d'une plénitude dés-agréable, mais sans douleur ni bourdonnement; de plus, le cérumen y est plus abondant et plus sec. Je

1. *Journal de la Soc. Gallicane de méd. hom.*, t. III, p. 129.
2. *Ibid.*, t. V, p. 590.

prescris *elaps corallina*. 6 globules, 12e dil., avec *sacchar. lact.*, un gramme, pour quatre paquets, qui seront pris successivement dans trois cuillerées d'eau, une par jour. Le 2 avril, la femme du malade me dit que, dès les premiers jours, il a reconnu que l'ouïe devenait plus claire du côté droit, que l'amélioration s'est prononcée chaque jour davantage jusqu'à la fin des prises, et qu'actuellement il entend très-bien. Je ne prescris rien et demande à voir le malade au bout de quinze jours. Il vient le 17 et se déclare guéri; toutefois je constate que le tic-tac de la montre n'est pas entendu au delà d'un mètre, tandis qu'à gauche il est perceptible à environ deux mètres. Il éprouve des démangeaisons dans l'oreille malade, et en retire un cérumen plus abondant que de l'autre côté. (*Elaps* 4/10e, en trois paquets, pour quatre cuillerées d'eau, une par jour.)

Le 10 juin, je ne constate dans la portée de l'ouïe, des deux côtés, qu'une différence très-peu appréciable et nulle pour M. M.... lui-même.

Incontinence d'urine chez les enfants. — Valeur du causticum.

Cette affection si commune désole les familles; la médecine ordinaire a cru trouver dans la belladone un spécifique, mais il est maintenant bien reconnu que cette substance ne réussit que fort rarement, et, la plupart du temps, on est réduit à abandonner à la nature le soin de guérir cette triste infirmité. La méthode homœopathique permet, *dans le plus grand nombre des cas*, de trouver le remède efficace. Voici des faits :

Mademoiselle B..., passage Choiseul, âgée de onze ans, jouissant d'une bonne santé, a commencé, il y a quelques mois, à perdre ses urines au lit; depuis plusieurs semaines elle est tout le jour pressée du besoin d'uriner, et, la nuit, la miction s'opère sans qu'elle s'en aperçoive et à son grand désespoir. Le 16 avril 1852, je prescris *causticum* 4/24e, dans 125 grammes d'eau, une cuillerée par jour. Le 3 mai, j'apprends que l'accident n'est arrivé qu'une seule fois. Après une seconde dose (3/12e) la guérison demeure complète.

— Le jeune B..., âgé de quinze ans, rue Saint-Denis, bien portant, est affecté d'incontinence d'urine nocturne depuis l'âge de trois ans. Actuellement il n'urine pas toutes les nuits, mais à intervalles irréguliers et quelquefois plusieurs nuits de suite. Le jour il peut à peine se retenir quelques minutes, et ses maîtres sont prévenus de lui permettre immédiatement la satisfaction de son besoin. Le 1er octobre 1854, l'accident avait eu lieu toutes les nuits, depuis une semaine; je prescris *causticum* 4/24e, trois cuillerées par jour. Le 5, il a uriné une fois la nuit; il paraît mieux retenir ses urines pendant le jour.

(*Causticum* 10e, deux gouttes, dans du sucre de lait, en quatre paquets, pour quatre cuillerées d'eau chaque, une cuillerée par jour.) Pas d'accidents jusqu'au mois de janvier; à cette époque, à l'occasion d'un changement dans les habitudes, il se salit trois fois en cinq nuits. (Même doses.) Le 1er février, pas d'accident nouveau; l'enfant se retient dans le jour à peu près comme ses camarades. (Encore quatre doses.) La guérison est demeurée complète.

J'ai eu un nouveau succès avec le même médicament chez un enfant de ma famille, âgé de dix ans, et qui, pendant ses classes, laissait son urine aller sous lui. Je pourrais également signaler M. B..., ciseleur, âgé de quarante-cinq ans, qui, atteint d'hyperémie cérébrale et d'incontinence d'urines, par suite d'abus des boissons alcooliques, reconnaissait l'action merveilleuse du même agent pour arrêter les pénibles accidents de la nuit, mais avouait aussi qu'il en détruisait, au bout de quelques jours, les bons effets en se livrant aux tristes habitudes qu'il avait contractées.

— *Hémorroïdes végétantes et ulcérées. Admirables effets du soufre.* Madame M....., âgée de vingt-six ans, mariée, sans enfants, demeurant rue Saint-Martin, est affectée, depuis quatre ans, d'une maladie de l'anus et du rectum. Elle ne va à la garde-robe qu'avec une extrême difficulté. Chaque selle n'amène que des matières dures, entourées de glaires, et s'accompagne de picotements, de cuissons, d'une sensation comme si l'anus allait tomber et d'une perte de sang qui varie de quelques gouttes à deux ou trois cuillerées. Après cette selle, faiblesse extrême avec tremblement qui l'oblige à se coucher. Pour peu qu'elle marche, un suintement sanieux abondant s'échappe de l'organe malade. A l'extérieur, on aperçoit seulement de légers bourrelets variqueux, mais le doigt introduit dans le rectum reconnaît que cet organe est parsemé de végétations et de fongosités jusqu'à une hauteur considérable; quelques parties semblent rugueuses. Je craignis un moment une dégénérescence grave, et pris les conseils de M. le docteur Tessier; son examen confirma mon premier diagnostic : il reconnut qu'il n'y avait pas de dégénérescence, mais seulement des tumeurs hémorroïdaires en nombre très-considérable, végétantes, fongueuses, exulcérées.

L'état de la malade est d'autant plus inquiétant qu'elle est très affaiblie par les souffrances, par les pertes sanguines et sanieuses continuelles, et par le défaut de nourriture, qu'elle digère avec beaucoup de peine; tremblant sur ses jambes, elle ne peut se livrer à une marche même modérée, ni à aucun travail. Les règles viennent régulièrement, mais elles sont précédées de douleurs qui l'obligent à se coucher : le sang est très-pâle.

Il y a trois ans, M. le professeur Roux, à l'Hôtel-Dieu, lui a fait à l'anus une opération douloureuse qui dura un quart d'heure. Elle ne peut qualifier cette opération ; mais le seul effet qu'elle en a remarqué, c'est qu'elle ne peut plus recevoir de lavements. Voici une année entière qu'elle est traitée par M. W....., au moyen de mèches enduites d'une pommade qu'il introduit tous les jours dans le rectum, sans autre bénéfice qu'une augmentation notable du suintement.

Le 26 octobre 1851, je prescris *sulf.* 30e dil.; 2 globules dans 125 grammes d'eau, à prendre par cuillerées à bouche tous les matins. Le 1er novembre, j'apprends que les selles sont plus régulières, avec perte de sang diminuée, moins de fatigue et de tremblement à leur suite; la digestion est moins pénible aussi (*nux vomic.*, 100e dil.; 2 glob. dans 125 grammes d'eau, une cuillerée le soir). Le 10, la malade est beaucoup mieux sous tous les rapports ; les deux premiers jours qu'elle a fait usage du médicament, elle a eu deux selles en diarrhée, puis elles ont été normales et quotidiennes, avec quelques picotements, très-légère perte de sang et presque pas de fatigue; la sensation de pesanteur à l'anus a disparu en partie ; l'écoulement sanieux a aussi diminué, mais dans une proportion moindre que les autres symptômes. Elle digère beaucoup mieux et a bon appétit; enfin, elle a pu faire sans fatigue plusieurs longues courses, et ne sait comment exprimer sa satisfaction et sa reconnaissance (*sulf.* 100e; 2 glob. *id.*). Le 19, l'amélioration a continué ; les règles sont venues avec moins de souffrance, car elle n'a pas été forcée de se coucher (*nux vomic.* 100e; 3 glob.). Le 2 décembre, elle est un peu moins bien sous tous les rapports, le suintement surtout est abondant (*hepar sulf. calc.*, 1000e; 4 glob.). Digestions pénibles, avec aigreurs; selles plus difficiles et accompagnées de perte de sang plus considérable et suivies d'un peu plus de fatigue.

Je prescris *nux vomic.* 30e, qui ramène l'amélioration des semaines précédentes, puis *carbo veget.*, qu'elle prend à diverses dilutions, 30e, 2000e, 6000e, 12000e, du 22 décembre 1851 au mois d'avril suivant. Sous l'influence de ce médicament, l'état local et l'état général s'améliorent d'une manière progressive, la défécation s'opère régulièrement et sans efforts ni douleurs, de loin en loin seulement elle s'accompagne de quelques gouttes de sang; le suintement sanieux diminue considérablement, et manque quelquefois pendant plusieurs jours; les digestions sont bonnes, quand la malade ne fait pas d'infraction au régime, auquel, du reste, elle se soumet difficilement. Enfin, la fraîcheur et l'embonpoint sont revenus, la malade n'est pas reconnaissable; par le toucher je constate une diminution notable dans le nombre et les dimensions des végétations hémorroïdaires; il est, du reste, peu douloureux; mais la malade, se trouvant bien et se disant guérie, refuse, à partir de la fin d'avril, de continuer son traitement. J'ai revu madame M...., il n'y a pas un an (juin 1853), et la guérison obtenue depuis près de deux ans ne s'était pas démentie.

Hémorroïdes avec fissures à l'anus.

Le nombre est très-grand des affections hémorroïdaires auxquelles j'ai dû, comme tous mes confrères, donner des soins; mais ces affections offrent de grandes variétés. L'observation que je viens de rapporter est remarquable surtout par le nombre et le volume des productions morbides, ainsi que par la faiblesse générale résultant des pertes sanguines et sanieuses auxquelles elles donnaient lieu; quant à la douleur, elle était fort supportable. Il est loin d'en être toujours ainsi; fort souvent la douleur constitue le phénomène le plus important, quelquefois elle est portée à un degré tel qu'elle devient à elle seule toute la maladie, qu'elle épuise le sujet et peut le conduire à la terminaison la plus grave; c'est ce qui arrive surtout lorsqu'il y a *fissure à l'anus*. En pareille circonstance, le médecin appelle le chirurgien à son aide, et ce n'est que par une opération douloureuse qu'il parvient à débarrasser le malade de ses horribles souffrances, heureux quand la cicatrisation des parties incisées ne ramène pas les accidents. Cette grave maladie, que la médecine ordinaire est impuissante à soulager, que la chirurgie ne guérit souvent que pour peu de temps, la médication homœopatique en adoucit rapidement les tortures, et bientôt les fait complétement disparaître. Pour moi, je compte en peu d'années quatre cas de guérison qui s'est parfaitement maintenue : le premier, chez un jardinier de Vierzon (Cher); le second chez M. M..., banquier dans le même département; madame la vicomtesse de L... fait l'objet de la troisième observation; la dernière est celle d'une sœur de charité, supérieure de l'hôpital d'une petite ville du département de l'Indre. Cette dernière était, depuis dix-huit mois, dans un état tel qu'elle avait dû suspendre son service; il me suffira de dire que, tourmentée d'un besoin continuel d'aller à la garde-robe, elle ne pouvait satisfaire ce besoin que d'une manière très-incomplète, et au prix de souffrances inouïes qui se manifestaient quelques minutes après, pour augmenter progressivement et persister douze à trente-six heures. Le premier jour qu'elle m'écrivit, elle souffrait depuis *trente heures*. *Sulfur* et *nux* firent à eux seuls tous les frais de la cure. Au bout de quelques jours la pauvre sœur fut soulagée; après peu de semaines les selles n'étaient plus suivies que de douleurs fort supportables, et tout avait disparu en deux mois. — Obligé de me restreindre, j'ai dû citer cette observation sans détails; j'ai préféré rapporter la suivante, dans laquelle un seul médicament a produit un résultat d'autant plus remarquable qu'il a été plus rapide et plus complet. Ce précieux médicament, complétement inconnu des médecins, est le *Lachesis*, venin *dilué* du serpent, appelé *lachesis trigonocéphale*.

—Madame la vicomtesse de L....., âgée de cinquante-deux ans, habitant le département du Cher, femme de très-belle apparence et d'une forte constitution, a souvent souffert de l'estomac, souvent aussi d'hémorroïdes; les souffrances de l'estomac consistent dans des digestions pénibles; elles disparaissent quand les hémorroïdes se montrent, et réciproquement. Les fonctions menstruelles ayant cessé il y a deux ans, les hémorroïdes se sont montrées plus fortes et plus douloureuses; après quelques mois d'un soulagement momentané, les douleurs de fissure se sont montrées. Voici treize mois qu'elle est dans l'état suivant :

Besoin continuel d'aller à la selle, avec constriction affreuse de l'anus qui s'y oppose constamment. Si, après de nombreux efforts, la malade parvient à expulser quelques matières, il se produit une chute du rectum, elle éprouve des nausées, sa voix s'éteint, quelquefois elle tombe en syncope; elle est tirée de cet état de lypothymie, après un à trois quarts d'heure, par d'horribles souffrances : c'est une douleur de brûlure et de constriction affreuse, avec élancements vifs qui ne la quittent pas pendant dix heures au moins et ne lui permettent plus de quitter son lit, sur lequel elle se retourne dans une incessante agitation. Les lavements et les purgatifs restent sans effet; la malade ne mange pas et est tourmentée continuellement par d'abondantes flatuosités. L'opération a été proposée, par tous les médecins qu'a consultés la malade, comme le seul remède à une pareille affection; elle s'y refuse absolument.

Un honorable praticien homœopathe, d'un département voisin, lui a administré successivement *nux vomica, nitri acidum*, *ignatia*, *plumbum*. L'acuité des souffrances a peut-être été amoindrie, mais elles sont toujours insupportables.

Considérant, d'une part, l'insuccès des médicaments précédents, et, d'autre part, la ménopause et la chute du rectum pendant la selle, je crus devoir employer *lachesis;* j'adresse à la malade, le 27 avril 1853, 8 globules de ce médicament à la 24e dilution, lui prescrivant d'en prendre un tous les jours dissous dans quatre cuillerées à café d'eau, qu'elle boira à intervalles égaux. Le 7 mai, on m'écrit que rien de nouveau ne s'est manifesté pendant les six premiers jours où elle prit les globules; mais, dans la nuit du 7 au 8 juin, la malade a ressenti un besoin qui a été suivi d'une selle plus abondante qu'à l'ordinaire, avec efforts moins douloureux et sans constriction ultérieure de l'anus, ce qui n'était pas arrivé depuis plusieurs mois. La malade est déjà fort satisfaite. (Je prescris de suspendre la médication pendant six jours, si les selles continuent, sinon reprendre *lachesis* de la même manière.) Le 9 mai, n'ayant pas eu d'autre évacuation, la malade prend de nouveau *lachesis*, et elle demeure sans aller à la garde-robe jusqu'au 17; mais elle n'est pas tourmentée d'envies d'aller, elle a plus de force, mange avec assez d'appétit, et reste levée une partie de la journée; le brûlement habituel qu'elle ressentait à l'anus est beaucoup moins vif. Le 17, je fais prendre alternativement *nux vom*. et *lachesis*. Le 22, selle abondante et suivie de douleurs beaucoup moins aiguës, presque sans constriction. Le 26, elle cesse l'usage des médicaments, à cause d'une courbature assez notable qu'elle ressent. Le 30, selle très-douloureuse, précédée de frissons et de grands malaises, suivie de brûlements et élancements; elle n'en a pas d'autre jusqu'au 7 juin, mais elle m'écrit qu'elle reprend des forces et mange avec plaisir (*lachesis*, 10e dil., deux gouttes en deux paquets, chaque pour huit cuillerées d'eau, deux par jour).

Le 27, on m'annonce une amélioration considérable : le lendemain de *la première cuillerée, évacuation alvine sans douleurs;* elle ne prend qu'une seule cuillerée par jour, pendant huit jours; en voici neuf qu'elle a suspendu (elle n'a pris qu'un paquet de poudre), et les selles sont presque quotidiennes; toutefois, depuis deux jours, elle ressent un peu de cuisson. J'avais omis de dire que l'anus était habituellement le siége d'un écoulement sanieux assez abondant : cet écoulement existe encore; mais, selon l'expression de la malade, c'est comme celui d'une vieille plaie insensible. (Faire prendre la moitié du second paquet de *lachesis* dans six cuillerées d'eau, une par jour.) Je ne reçois de lettre qu'un mois après, le 29 juillet, lettre remplie des expressions de la reconnaissance de la malade, tant elle se trouve heureuse: garde-robes régulières et quotidiennes, presque sans cuisson ; il n'y a plus qu'un léger suintement dont elle ne veut pas, dit-elle, s'occuper;

l'estomac a repris un certain degré de susceptibilité, mais, avec un régime convenable, les digestions se font bien. Le 15 juin 1854 et le 14 juin 1855, j'ai vu madame de L....., continuant de jouir de la plus parfaite santé.

— *Fistule lacrymale.* Madame Tr..., âgée de 30 ans, a été opérée de la fistule lacrymale par la canule, il y a trois ans ; la guérison s'est à peu près maintenue pendant deux ans ; mais, il y a un an, un gonflement érysipélateux s'est emparé de l'angle de l'œil, de la joue et des parties voisines, avec engorgement des ganglions du cou ; l'inflammation a été tempérée par des moyens appropriés, mais il en est resté une perte de larmes continuelle, une sorte de bouton qui suppure au-dessous du grand angle de l'œil, une sécheresse complète de la narine correspondante, en un mot, tous les symptômes de la fistule, comme avant l'opération, et pourtant la canule n'est pas sortie. De temps en temps, ce bouton s'enflamme et grossit, se transforme en abcès, et alors elle éprouve des douleurs qui se propagent dans toute la face et la tête, avec le caractère de névralgie. — Quand la suppuration de la fistule se suspend, elle ressent alors des cuissons et des élancements, tantôt dans une partie du corps, tantôt dans une autre. Un ganglion lymphatique est engorgé et assez douloureux au-dessous de l'oreille pour inquiéter la malade. Les règles sont régulières, mais moins fortes qu'autrefois. Je prescris *pulsatilla* 5e, une goutte dans douze cuillerées d'eau, une matin et soir (25 avril).

8 mai. — La malade a moins souffert ; la suppuration a diminué, ainsi que la tumeur ; les selles sont pénibles (*sulfur* 4/12e le matin, *nux vom.* 4/12e le soir). Dès le 14, c'est-à-dire le cinquième jour qu'elle prend *sulfur*, la tumeur a *complétement disparu*, la suppuration est séreuse et bien diminuée, le malade ne ressent plus de douleurs ; d'autre part, selles quotidiennes, les règles sont venues plus abondantes et la tête en a été très-soulagée (id.).

10 juin. — Elle se trouve très-bien, sauf quelques douleurs dans le nez qu'elle attribue à la canule (id.).

1er juillet. — État général parfait, l'œil malade ressemble absolument à l'autre (repos) ; le 25 juillet et le 20 août, quoique Madame Tr... continue à aller fort bien, je lui fais prendre par précaution deux doses *sulfur* 24e.

Huit mois après, je suis consulté par cette dame pour une bronchite intense, et elle m'annonce que la canule, qui était restée dans le canal nasal, en a été expulsée pendant une quinte de toux ; elle demeure parfaitement guérie. Le 10 juillet 1855, la guérison ne s'était pas démentie.

Les chirurgiens s'étonnent de voir leurs opérations échouer dans la fistule lacrymale, et ils sont chaque jour à la recherche de procédés nouveaux, qui, dans l'application, ne réussissent pas mieux que les précédents; c'est qu'ils font fausse route. La fistule lacrymale est presque toujours liée à un vice de l'état général, et réclame des soins médicaux; il est vrai que, si la chirurgie s'en empare, c'est que la médecine officielle n'a pu, jusqu'ici, découvrir de médicaments internes susceptibles de guérir cette maladie qui la désole autant que le malade. Les doses les plus minimes de *pulsatille*, de *soufre*, d'autres fois de *calcarea*, de *phosphore*, d'*acide nitrique*, etc., ont sur cette maladie une puissance que ne possèdent pas les plus fortes doses des médicaments les plus énergiques de la matière médicale.

Dans tous les journaux de médecine, au commencement de cette année, on a pu lire qu'un médecin hongrois avait obtenu de brillants et rapides succès par l'usage externe de *thuya occidentalis* dans le traitement des excroissances vénériennes rebelles. Hahnemann n'est pas nommé, et pourtant il y a quarante années que ce grand homme avait été conduit par la voie homœopathique à employer ce médicament dans les condylômes, et qu'il en avait pu cliniquement vérifier l'efficacité. (*Voy. Matière médicale pure*, t. III.) Sur dix cas de cette maladie que j'ai traités par le *thuya*, à dose infinitésimale, j'ai échoué trois fois et réussi sept : l'observation suivante m'a paru la plus remarquable à signaler.

— *Vaginite chronique; végétations très-multipliées sur les organes génitaux externes et la peau qui les avoisine; guérison avec thuya occidentalis.* Mlle M...., âgée de vingt-huit ans, domestique, est affectée de vaginite depuis trois ans et de végétations qui ont commencé à se montrer un mois après le début de l'écoulement; les traitements les plus variés, internes et externes, ont été dirigés contre ces accidents, tant à l'hôpital de Lourcine que par plusieurs médecins et pharmaciens en ville. Le mercure, le copahu, l'iodure de potassium, sont restés sans influence; les injections astringentes seules ou les injections caustiques ont suspendu l'écoulement, les excisions et les cautérisations ont détruit plus d'une fois les végétations; mais les deux ordres de symptômes n'ont été ainsi que momentanément palliés, ils sont revenus chaque fois plus forts et plus rebelles.

La santé générale s'est altérée, sous la triple influence de la maladie, des remèdes non appropriés à la guérison, et du chagrin profond éprouvé par la malade en présence d'une affection dont elle ne voyait pas la fin. — Moi-même, plusieurs mois auparavant, ayant soumis la malade aux inhalations de chloroforme, je lui avais excisé en trois séances plus de cent de ces condylômes; mais, quelques semaines après, il en était revenu un plus grand nombre encore. Cette fille n'a jamais eu de chancres ni de symptômes secondaires proprement dits.

Le 18 avril 1850, étudiant depuis deux mois seulement la doctrine homœopathique, je crus ne pouvoir trouver une occasion plus convenable d'expérimenter la nouvelle méthode. L'écoulement était assez abondant, continuel, épais et d'une couleur jaune verdâtre; pas de douleur, mais prurit et cuisson aux lèvres qui ne sont calmés que par des lotions astringentes; sur les faces internes et externes des petites et des grandes lèvres, dans tout le pourtour de l'entrée du vagin, sur le clitoris, à la fourchette, sur la peau du pubis, à la partie supérieure des cuisses, à la partie inférieure du ventre, existent de nombreuses végétations, petites, isolées et verruqueuses, sur la peau, plus volumineuses, agglomérées en grappes mûriformes, molles et quelquefois saignantes; sur la muqueuse des parties génitales. Je prescris (18 avril) : *thuya occid.* 5e dil. 1 goutte dans 150 gr. d'eau, une cuillerée matin et soir.

27 avril. — Les végétations de la muqueuse paraissent avoir un peu pâli et diminué de volume, mais des modifications bien plus remarquables se sont opérées dans l'écoulement : sa quantité est moindre ainsi que son épaisseur; de jaune verdâtre il est devenu laiteux, il n'occasionne ni cuisson ni démangeaison, malgré la suppression des lotions aluminées qui seules les soulageaient (*nitri acidum*, 2e dil. 2 gouttes dans 200 gr. d'eau, quatre cuillerées par jour). — 9 mai, pas de changement appréciable; je reviens à *thuya*, 5e dil., 2 gouttes dans 200 gr. d'eau, deux cuillerées par jour. — 4 juin, écoulement presque nul, disparition totale des démangeaisons, affaissement des végétations sur la muqueuse et sur la peau, plusieurs même des petites ont disparu; sur la muqueuse, elles pâlissent et se désagrègent (*thuya*, 5e dil. 2 gouttes dans 250 gr. d'eau, une cuillerée matin et soir).

Le 30 juin, elle a pris deux doses comme la précédente, et elle est complétement guérie : on n'aperçoit plus une seule végétation; de légères flueurs blanches comme du lait ont remplacé l'écoulement.

Le 6 septembre suivant, Mlle M.... contractait mariage. J'ai eu plusieurs fois l'occasion de lui donner des soins dans son ménage, aucun symptôme de son ancienne maladie n'a reparu[1].

1. A l'occasion de ce fait je dois réparer une omission importante : j'ai donné à la page 116 de ce recueil une observation de *Psoriasis inveterata*

Telles sont les observations que j'ai cru pouvoir soumettre au lecteur à l'appui du titre que porte ce travail.

J'ai choisi, pour commencer et terminer cette série, des maladies dans lesquelles on voit des preuves sensibles, matérielles, de l'action des doses dites homœopathiques : dans les quatre dernières il s'agit, en outre, d'affections que la matière médicale ordinaire, reconnaissant son insuffisance, a abandonnées au bistouri ou au cautère du chirurgien. Il est au moins curieux de voir ces maladies, qui avaient été reléguées dans le cadre chirurgical, rentrer dans la médecine par la porte des infiniment petits; c'est encore un détail à noter, entre tant d'autres qui doivent nous pénétrer d'admiration pour la grande découverte de Hahnemann.

Dr ESCALLIER.

guéri par *nitri acidum*; j'aurais dû ajouter, qu'en conseillant l'emploi de ce médicament, M. le docteur Bordet avait tenu compte de l'existence antérieure chez le malade de deux blennorragies compliquées de végétations dans le sillon préputial, analogues à celle que produit et guérit l'acide nitrique, et il en avait conclu à la même disposition constitutionnelle se manifestant sous une autre forme. Cette remarque est importante en ce qu'elle peut ouvrir une voie nouvelle au traitement des maladies chroniques et quelquefois même à celui des affections aiguës.

www.ingramcontent.com/pod-product-compliance
Ingram Content Group UK Ltd.
Pitfield, Milton Keynes, MK11 3LW, UK
UKHW012301240726
13966UKWH00004B/1540